スタッフナースのための

6ステップ目標管理

看護の想いと頑張りを成果にする方法

マーケティング＆マネジメント・コンサルタント
マネジメントスキル・トレーナー

高田 誠
【著】

日本看護協会出版会

はじめに

この本に込めた想い

「ああ，目標管理って，こうすればいいのか。」

「これなら自分の仕事に活かせる気がする。」

スタッフや主任の皆さんに，こう思っていただくのがこの本の目的です。

　私はもともと，医療，看護とは関係のない，一般の企業で仕事をしてきました。「企業の人がなぜ？」と思われるかもしれませんが，目標管理をうまくやるための「コツ」は，企業でも医療や看護であっても同じです。仕事の内容は違いますが，目標管理で優れた成果を上げるために必要な考え方やスキルは全く変わりません。

　私が看護界・医療界に関わり始めたのは約 10 年前です。きっかけは，日本臨床看護マネジメント学会の嶋森好子理事長の，「看護師の皆さんの，臨床におけるマネジメントスキルを強化したい」との想いをお聞きしたことです。私はちょうどそのころ，企業向けに同じことを始めていて，私の子どもが看護師さんに大変お世話になったことを思い出し，「これは看護界にお返しができるチャンスだ！」と思って，ワークショップの企画をさせていただきました。

　そして，東京都看護協会の山元惠子会長が当時副院長をされていた病院ですぐにワークショップを取り入れていただいたことで活動が始まり，今まで 10 年間，日本臨床看護マネジメント学会のワークショップを中心に，東京都看護協会や各地の看護協会，個別の病院に呼んでいただいて，看護部長さんから新人さんまで，それぞれの立場で活躍するためのマネジメントスキルの開発，そして，看護部と病院の組織づくりをお手伝いしています。

　私が企業の仕事で上司から叩き込まれ，たどり着いた，目標管理をうまくやるための「コツ」，それを看護界の皆さんにわかりやすいようにまとめたのがこの本です。もちろん，企業の人たちに教えることと本質的には同じですが，看護界の皆さんに関わってきたこの 10 年間で見てきた，皆さんが**困っていること，わかりにくくなってしまっていること，引っかかってしまっていること**など，さまざまな「もやもや」を解決できるようにまとめています。

　目標管理は，なかなか誰も教えてくれないのに，毎年やらなければなりません。せっかく時間とエネルギーを注ぎ込んでいるのですから，ぜひ，「コツ」を知って，

目標管理を，皆さんにとって「仕事の中で面倒なもの」から，「仕事で成果を上げるためのもの」にしていただきたい。それが，この本に込めた私の想いです。

もっとシンプルにとらえ直すといいのでは？

私が看護界に関わり始めた10年前にちょっと話を戻します。

実は，私は本当に衝撃を受けました。

それは，私の想像以上に**看護界の皆さんが，熱心に，時間を注ぎ込んで目標管理に取り組んでいる**ことです。驚くべきことに（大げさではなく本当です），看護界には「目標管理」という言葉がほぼ100％浸透している。そして，どの組織にもそれを書き込む用紙があり，毎年毎年，目標を書いている。

私が働いていた企業では，目標を立てることを重要なこととして扱っていましたが，すべての企業がそうしているわけではありません。

私が働いていたのは，P&Gという企業です。P&Gは，180年以上の歴史をもち，今や世界のほとんどの地域に商品を届け，毎日の生活を支えている消費財のグローバル企業です。ビジネス界では，優れた組織力とその組織力をつくるノウハウをもつことで知られ，多くの企業がお手本とするようなところです。

そのP&Gがなぜ優れた結果を常に残し，社会から求められる企業であり続けることができるのか，それはまさに，「目標を明確にし，計画を固めてから動く」というプロセスを徹底しているからです。P&Gではこれを1年間で一番重要なこととしてとらえ，新しい年度を迎える前には，1か月間まるまる，次の目標と達成方法を考える，というほど，時間とエネルギーを注ぎ込みます。目標を明確にして仕事をするからこそ，成果が出て社会から求められる企業になれる，という認識が明確です。

話は戻りますが，私は，**看護界がこの目標管理のプロセスを重要なものと認識して取り組んでいる**ことに，本当に感心しました。一人一人が，そして組織全体として，優れた成果を上げるためにしっかりと取り組んでいる。これはすごいことです。ただ，同時に大変不思議な気持ちにもなりました。それは，これだけ目標管理が浸透しているにもかかわらず，皆さん一生懸命やっているにもかかわらず，話を聞くと，多くの方々（ほとんどすべての方々），管理者からスタッフの皆さんまでがこう言うからです。

「よくわかっていません。」

「自信がありません。」

「書けと言われるので書くんですけど，やらされ感で一杯です。」

出てくるのは，不安な話と，非常に後ろ向きな気持ちの話ばかりです。つまり，目標管理のプロセスに時間とエネルギーを注ぎ込んでいるにもかかわらず，それが

成果を上げるための力になっていないし，実際に仕事に活かされていないということでした。

「**なんともったいない**」。心の底から思いました。

さらに，皆さんにどんな考え方でどうやって書いているのかを聞いたら，またまた，驚きました。**出てくるのは難しい話ばかり**です。

「SWOT 分析」「BSC と戦略マップ」「SMART の原則」「ヒト・モノ・カネ」「アウトカム・プロセス・ストラクチャー」などなど，本当に皆さんよく勉強しています。

「なんでこんなことを知っているの？」私の感想です。

私は P&G で，新入社員のときから目標の考え方と計画の立て方を徹底的に指導されてきましたし，部下をもつようになって以来，多くの部下にこれを教えてきましたが，ここに出てくる言葉を，私の上司も私自身も使ったことは一度もありません。世界中の P&G 社員にも，**おそらくこんなことを「勉強」した人はほとんどいない**でしょう。ただし，P&G 社員は，目標を立てて，達成する方法を考えることをうまくやるスキルを身につけていますし，これをやることで成果を出しています。

マネジメントスキルの本に書いてあるこれらのコンセプトは，その領域で見識の深い学者・研究者やコンサルタントが重要なポイントを整理し，フレームワーク化したものですから，決して内容が間違っているということはありません。それぞれあまり難しい話をしているわけではないのですが，説明がわかりにくかったり，難しい説明の仕方になっていたりして，難しい話になってしまっています。

また，このようなカタカナ言葉のコンセプトが最初にあって，「これでやるのが正しい方法です」と言われると，ハードルがとても高く，試しにやってみようという気持ちにもなれなくなってしまうのだと思います。

大変残念なのは，「**看護界では目標管理は難しい話になりすぎてしまっている**」ということです。この問題を解決すれば，皆さん想いをもって一生懸命やっているのですから，もっともっと，直接的に成果に結びつくものになるはずです。

私たちは学者になるわけでもないですし，目標管理のテストを受けるわけでもありませんので，「知識として何を知っているか」は全く重要ではありません。重要なのは，目標管理で成果を上げることで，成果を上げるための目標管理は何がポイントなのかをとらえてそれが実行できていればいいわけです。P&G が他の組織に比べ，何が優れているかと言えば，ここだと思います。部下に何かを教える，といったときに，教えるのは知識ではなく，「**何が重要なことなのか**」「**何をとらえておい**

て，どこをポイントとして扱うとうまくいくのか」，ということです。「いろいろ難しいことを勉強して覚えなさい」というのではなく，**「重要なエッセンスをとらえなさい」**。そんな考え方です。

　コンセプトとして重要なことは共通です。ですから，私の言う「重要なエッセンス」とは何かと言えば，「SWOT 分析」「BSC と戦略マップ」「SMART の原則」「ヒト・モノ・カネ」「アウトカム・プロセス・ストラクチャー」のコンセプトで語られているポイントとほぼ同じです。ゆえに，P&G の社員は，これらの言葉は知らなくても，そこで語られている重要なポイントをつかんで仕事をしているという状態です。

　たとえば，「BSC というこんなコンセプトがある」と考え方を説明すれば，「その言葉は聞いたことがなかったのですが……そのとおりですね。それはいつも考えてやっています」と必ず言うと思います。「SMART の原則というものがある」と言えば，「これも聞いたことはありませんでしたが，これもそのとおりですね。自分たちの悪い癖を修正するために，ちょっと変えておいた方がいいと思うことはありますけれど」。こんな感じになります。

　いろいろと難しいことを勉強してやる，というよりも，エッセンスをとらえる，それがこの本の意図するところです。重要なことをできるだけシンプルにとらえていただきたいと思います。そうすることで，目標管理はやるだけの価値があるものになります。

この本の読み方，活かし方

　この本は，特にスタッフや主任の皆さんがゼロから始められるように，「6 ステップ」として，気持ちを前向きにするところから，最後は毎日の仕事の中でどう成果を上げるか，までを順を追って説明しています。

　「6 ステップ」は，
　Step 1：まずは気持ちを前向きにする
　Step 2：目標の立て方の基本を知っておく
　Step 3：目標を一つ一つ具体的かつシンプルに書く
　Step 4：目標達成する方法を徹底的に考える
　Step 5：完成度にこだわって仕上げる
　Step 6：目標達成するための仕事の仕方をする
という構成で，ステップに沿ってそれぞれの「コツ」を把握して，そのとおりやっていけば必ず目標管理は成果に結びつきます。繰り返しますが，今まで勉強してきたこと，こうやるんだよと教わってきたこととかなり違うと思います。

初めて目標シートを書く，という方々は，「だまされたと思って」くらいの感じで，
ぜひ，**この本に沿って，「6ステップ」をそのままやってみてください。**もちろん，
この本を読んだからと言って最初から完璧にできるということはありませんが，長
い付き合いになる目標管理，必ずロケットスタートができるでしょうし，これから
のためにとてもいい土台ができます。

　今まで，いろいろなことを経験し，勉強した方々は，ぜひ，540度（つまり，
1回転と半分）くらい発想を変えて，この「6ステップ」でやってみてください。
ここに出てくる「コツ」は，皆さんが**今まで勉強した目標管理の話と比べると，か
なり違う話になる**と思いますので，「こんなのでいいの？」と思うかもしれません。
でも，それでいいのです。違うとらえ方をしてみていただきたいのです。

　ただ，問題は，この「6ステップ」の目標管理を皆さんの病院・施設のフォーマッ
トにどうつないでいくかです。目標管理はほとんどの病院・施設で仕組み化されて
いますので，目標を書くための「目標シート」（または「目標設定シート」「目標管
理シート」）のフォーマット（書式）が，皆さんの病院・施設で決まっています。
結局はこの「目標シート」を書いて提出しなければなりません。

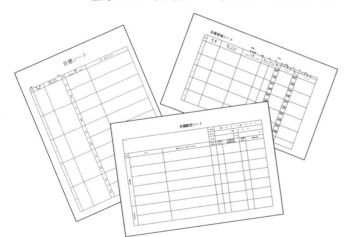

〔「目標管理」のフォーマット例〕
　・課題，背景
　・目的，目標
　・達成基準，ゴール
　・戦略，達成方法，行動計画
　・期日，スケジュール
などを書き込むようになっている。
レイアウトや表現は，病院・施設
によってさまざま。

　フォーマットは，それぞれの病院・施設ごとに，いろいろと**違ったレイアウト，
項目も違う表現**でつくられていて，「これが主流」というものはないようです。で
すから，私も「看護界のフォーマットはこうなっているので，こうして書きましょ
う」という直接的な説明はできません。いろいろある皆さんのフォーマットを私が
一つ一つ解説したり，使いやすく変えたりできたらいいのですが，そうはいきませ
んので，おすすめの方法があります。
　まず，**自分の病院・施設のフォーマットはちょっと横に置いておいて，この「6
ステップ」の目標管理をやってみてください。**そして，その後，自分たちのフォー
マットに戻ってください。

すると，不思議なことが起こるはずです。今まで使っていたフォーマットの意味が前よりもよくわかるようになります。ちょっと違う言葉で，違うレイアウトであっても，自分で適切に解釈をして，前よりもフォーマットをうまく使えるようにもなります。こうなれば，皆さんが「目標管理をうまくやるエッセンスをつかんだ」ということです。「6ステップ」は，目標管理をうまくやるエッセンスです。

　最後に1点。この本の「6ステップ」で，誰でも必ず成果に結びつくはずですが，**大変重要な条件があります。この条件を満たしていない場合は，この本は何の役にも立ちません。**

　その条件は3つです。
　皆さんが，
　①患者さんに，**今よりも素晴らしい看護を届けたい**という気持ちがあること。
　②病院を，**今よりもよくしたい**という気持ちがあること。
　③自分が病院にできるだけの貢献をしたいと思っていること。

　簡単に言えば，「看護師としての仕事自体にやる気がある」ということです。この条件がなければ話になりません。そして，この3つの条件が揃えば，「6ステップ」で皆さんの目標管理は成果に結びつくはずです。「6ステップ」は，皆さんのこの想いを実現するためのものですから。
　「私はそこまではちょっと……」と思っても大丈夫です。心の奥に看護師としての想いがあれば，この「6ステップ」で紹介する「36のコツ」がそのやる気を引き出してくれるはずです。そんな方は，自分自身の変化を楽しみにしてください。

　このシンプルな考え方が看護界に浸透するように願っています。繰り返しますが，難しいことを勉強することが目的ではなく，自分の想いを，そして自分の頑張りを成果に結びつけるためです。

　では，進めましょう。
　まずは，最初のステップ，気持ちを前向きにセットするところからです。

本書は6つの"Step"からなり，順に読み進めていくことで着実にステップアップできる構成になっています。

　それぞれの段階において抱えがちな悩み，つまずきがちなポイントを取り上げ，具体的な解決方法やコツを紹介します。

　この3人がナビゲート。それぞれ，立場や経験年数，自身が看護実践において大切にしていることから生じる悩みを抱えています。皆さんも共感される部分が多いのではないでしょうか。

　ぜひ，彼らと一緒に，著者が提案する「看護の想いと頑張りが成果につながる目標管理」に取り組んでみてください。

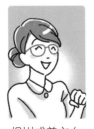

相川成美さん
（主任・8年目）

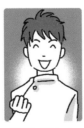

馬場 護さん
（3年目）

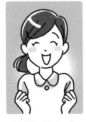

近田 結さん
（新卒）

目　　次

1

まずは気持ちを
前向きにする

Being convinced you want to do it.

　何をするにしても，「気持ち」は大事です。前向きな気持ちになれていれば，物事は進みます。ただ，「前向きに取り組むことが大事だよ」と言われても，そう簡単にはなれないのが難しいところです。

　前向きになれないのには理由がありますし，前向きになるためには前向きになりたくなるだけの理由が必要です。このステップでは，なぜ前向きになれないのかを解明し，前向きになりたいと思えるようになるにはどうすればよいかを解説したいと思います。

そもそもやる気になれない。

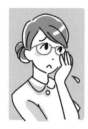

目標管理，本当に面倒で，なかなかやる気が出ません。
毎年，目標管理の時期が憂鬱です。そもそも，「目標を立てて達成する」というやり方は好きではありません。

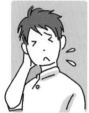

目標管理，何年かやりましたが，本当に嫌いです。
看護師の仕事の中で目標管理が一番嫌いで，全くやる気が起きません。
なんで，こんなことをやらなければいけないのかと思います。

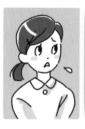

目標管理のシート，書いて提出するようにと言われているのですが，難しそうです。
もともと，目標を立てていろいろするタイプではないので，やる気が出ません。

　多くの皆さんにとって，目標管理の最初の問題は，「『やろう』という気になれないこと」ではないでしょうか。
　確かに，「目標を書いて，達成する計画を立てる」という作業は簡単なことではありませんから，気が重くなってなかなか手がつかない，やる気になれない，となってしまうのです。

　ただ，中には，目標を立てることが大好きという人もいると思います。しかし，私の知る限り，そのような人は少数派です。
　目標を立てるのが好きな人は，それを自分の強みとして活かして，あとは「うまく目標を立てる」ことを身につけていくことに力を入れてください。
　ほとんどの皆さんは，そもそも好きではないこと，しかも簡単ではないことをやるわけですから，「やろう」という気になれないのはむしろ自然です。
　「やろう」という気にならないと始まりませんから，最初に，この問題を解決しておきたいと思います。

目標を立てるのは，「自分の頑張り」を「成果」にするためだと知っておく。

「やろう」という気になるには，まず，「目標を立てることが**なぜそんなに重要なことか**」「目標を立てることには**どんな意味と価値があるか**」を知っておくことです。それをわかっていれば，「自分も時間とエネルギーをかけてやるべきだ」，と思えるはずです（どうやったらうまくできるかは，この本を読み進めていただければ大丈夫です）。

「なぜ，目標を立てなければいけないのですか？」
「なぜ，仕事では目標を立てることがそれほど重要なのですか？」
考えたことはあるでしょうか。誰かに聞いてみたことはあるでしょうか。

「目標があると，やる気が出るでしょ。」
「目標があるから頑張れるんでしょ。」
これが最も一般的な説明です。
この説明に「本当にそのとおりですね」と思う人もいるでしょうし，「そうなんですね……」と何か腑に落ちない人もいると思います。
何が違うかと言うと，「本当にそのとおりですね」と思う人は，達成すること自体が動機になる人なのだと思います。おそらく，目標を立てることが好きな人で，目標を立てて，自分を動機づけするというパターンが確立されているのだと思います。

私は，「目標があると，やる気が出るでしょ」「頑張れるでしょ」と言われてもピンと来ません（目標がなくてもやる気はあると思いますし，頑張れると思っています）。
しかしながら，仕事では必ず目標を立てますし，この本のとおり，仕事では目標を立てることが重要だということを多くの皆さんに伝えています。それは「仕事では絶対に目標を立てた方がいい」ということを確信しているからです。

なぜ目標を立てた方がいいかと言うと，**目標を立てておいた方が「より優れた成果を出すこと」ができる**からです。目標があるからもっと頑張れるので成果が出る，ということも人によってはありますが，むしろ，「**どうせ頑張っているなら，目標を立てて仕事をした方が成果が出る**」ということです。

1
2
3
4
5
6

看護界の皆さん（特に，この本を手にとられた方）は，絶対に毎日自分の力のすべてを出して頑張っていると思います。せっかく頑張っているのですから，頑張ったことがより意味のある成果にならないともったいないのです。つまり，「皆さんの頑張りを成果にする」のが，目標管理という一連の作業と言えるわけです。

　なぜ，より優れた成果につながるのか，理由は 2 つあります。

① 特定のことに集中すると，大きな成果が生まれる。
　目標を決めるということは，いろいろとあることの中から，これを果たしたい，と決めることです。これを果たしたいと決めれば，自分のエネルギーと時間をそこに集中できます。いろいろなことをやって，いろいろなことが少しずつ進歩するより，いくつかのことを選んでそこに集中する方が大きな塊の成果を生み出せる，ということです。部下をもつようになれば，部下の力をそこに集中させて，1 つの目標に向けて力を合わせれば，大きな成果が生まれます。

② 特定のことを目指すと，今までの延長線では生み出せない成果が生まれる。
　目標を決めるということは，今はできていないことができている状態を目指すということです。目標がなければ，今のまま頑張り続けてしまうことになります。目標を決めて，それを果たしたいと思うと，どうしたらいいかを考えて仕事をすることになり，今までやっていない取り組みをすることになります。すると，今までの延長線上では生み出せない成果を生み出すことができます。たとえ，目標が達成できなかったとしても，今までの仕事の仕方ではできるようにならなかったことができるようになる，ということです。

　この 2 つは，目標を書くだけではダメで，立てた目標を真剣に達成するつもりで仕事をするということが条件です。ですので，「目標を立てて仕事をした方が，成果が出る」をもう少し正確に言うと，
　「『目標を立てて，達成するにはどうしたらいいかを考えて仕事をする』と成果が出る。」
ということです。

　目標を考えて書く，ということは簡単なことではありませんが，一度目標を明確に書き出し，その後，達成することに取り組めば，自分の頑張りが成果につながるのです。自分の頑張りを最大限の成果に結びつけないともったいないですから，まずは目標を考えて書くことにエネルギーと時間を注ぎ込んでいただきたいと思います。

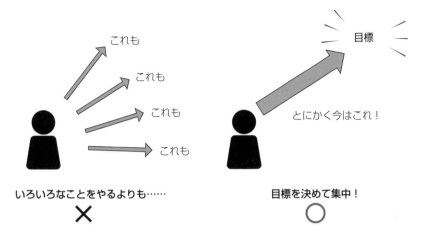

いろいろなことをやるよりも……
✕

目標を決めて集中！
◯

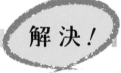

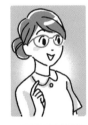
目標を立てるのは本当に難しいのですが，私は頑張って仕事をしているのですから，より大きな成果を上げられるように，目標を明確にしたいと思います。

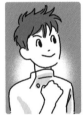
目標管理，本当に苦手ですが，なぜ目標を書いた方がいいかがわかりました。今回は真剣に考えて，しっかり書いてみます。

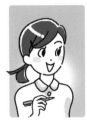
目標管理のシート，書くのは難しそうですが，「目標を立てて仕事をする」という仕事の仕方を習慣にしたいと思います。

「やらされ感」しかない。

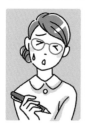

目標管理，上から毎年やれと言われるのでやっています。組織の決まりですから，ちゃんとやっています。

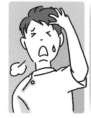

目標管理，目標を決めさせられて，ちゃんとやれと言われてやっています。上司が真面目なので，私はいつも追い詰められています。

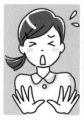

目標管理のシート，これでノルマを決められるということなんですよね。遊んでないでちゃんとやれ，ということですね。

　何年か前に，ある県の看護協会で目標管理のセミナーをしました。タイトルを「目標管理～やらされ感からの脱却」としました。募集をしていただくと，定員を大幅に上回る何百人もの方が申し込みをしてくれました。

　その地域では誰も私のことは知らなかったと思いますので，人気があったのはタイトルです。これだけ多くの看護師さんが「やらされ感」の問題を抱えているとは，本当に驚きました。

　「やらされ感」で毎年毎年，目標管理に取り組んでいるのでしょう。仕事はなんでもそうですが，「やらされ感」でやっていては，その業務は機能しません。

　これも，目標をうまく考えて書くコツを紹介する前に，絶対に解決しておきたい問題です。

「目標を立てる」ときは，「これは私に任せて！」という感覚で。

　「はじめに」で，看護界に「目標管理」という言葉がこれほど浸透していることは，私が看護界に関わり始めたときに大変驚いたことの一つだと触れました。逆に，看護界の皆さんは驚くと思いますが，「目標管理」という言葉はあまり企業では使われていません。もちろん，ほとんどの企業で目標を立てて仕事をするプロセスは浸透しています。企業では，単に「目標設定」と言うことが多いと思います。

　「目標管理」という言葉が看護界に浸透していることは，目標を立てることの大切さを認識するという意味ではとてもいいことですが，逆に，**「目標管理」という言葉で，本来の意図とは違う印象を与え，看護界にかなり悪い影響を与えている**と，私は感じています。

　なぜなら，「目標管理」は，日本語としてそのまま読めば「目標の管理」という意味になってしまうからです。「管理」という言葉は，「コントロールする」「ちゃんとする／させる」という意味で使うことが多いですから，「目標をコントロールする」「目標をちゃんとする／させる」，もっと言えば，「目標を決めさせられて監視される，監督される」というイメージにとらえられてしまいます。「ノルマを決めて仕事をさせよう」というコンセプトのような印象です。

　さまざまな看護管理の書籍ですでに解説されていますが，本来の「目標管理」は，全く逆のことを意図しています。

　「目標管理」は，かの有名な Peter Drucker 氏が 1954 年に出版した "The Practice of Management" で論じられている **management by objectives**（略して **MBO**）というコンセプトを日本語に訳した言葉です。management by objectives ですから，文字どおり訳せば**「目標によるマネジメント」**ですが，management を「管理」と訳したので，これが**「目標による管理」**となり，さらに，なぜかこれを短縮して**「目標管理」**となってしまったようです。

　もっと言うと，実は management by objectives ではなく，management by objectives **and self-control** というのが Drucker 氏のコンセプトです。self-control です。management は「組織運営」という意味でよく使われていますから，私なら**「目標と自己コントロールによる組織運営」**と訳します。

　Drucker 氏の management by objectives は当時，業務と組織が高度化する中，これから何よりも大切なことは，上司があれやれ，これやれと言って仕事をやらせるのではなく，組織の中の一人一人が，組織全体が果たしたいことのために，自分

はこれを担うぞと，**自分で自分の目標をもって，自分をコントロールして仕事をする状態にしたい**，というのが，そもそもの考えなのです。一人一人がやらされて仕事をしているのではなく，**やりがいをもって，主体性を発揮して，生き生きと仕事をすること**，これが「目標管理」と今，呼ばれている一連の作業が目指していることなのです。

　Drucker 氏は当時から，「目標を上司が部下をコントロールするためのツールにしてはいけない。そう使うとむしろ悪い影響ばかりになる」と言っています。組織が管理，監視，監督の文化になってしまう，ということです。

　目標とは，つまり，目標を決めろと言われるから決めさせられるのではなく，自分がやりがいをもって仕事をするために立てるものということです。

　「目標を書いたものの，いい目標になっているかどうかわからないのですが……」という相談をよく受けますが，いい目標かどうかは，自分自身がやりがいをもって取り組める気持ちになれるかどうかです。やりがいを感じることであれば，その内容をうまくまとめるということは，ここから先に出てくるコツに従えば大丈夫です。

　ただ，好き勝手なことをやろうということではありません。組織は組織が目指すことを皆で手分けして実現するわけですから，1つある条件は，目標の内容が組織の方向性と一致していて，組織にとって重要なことであるということです。このため Drucker 氏は，目標を決めるときには，上司と本人がよく話し合うことが重要だということを強調しています。

　病院全体として，
　「こんな素晴らしい医療と看護を提供したい。」
　「こんな素晴らしい病院，こんな素晴らしい職場をつくりたい。」
　その中で，
　「私の担当領域では，私はこんなことを実現しよう。」
　「私が先陣を切って，こんなことを生み出そう。」
　こんな感覚が目標を立てるということです。

　もっと簡単にとらえて，患者に素晴らしい医療と看護を提供すること，素晴らしい病院や職場をつくることを皆で手分けをするわけですから，「これは私に任せて！」という感覚こそが，目標を決めるときの感覚だと思うといいでしょう。

　「やらされている感」をもって今まで目標を立てることをやってきていたのであれば，ぜひ，「これは私に任せて！」と言えることを決めるつもりで考えてみてください。目標がもっとウキウキワクワクするものになり，今までとは全く違うものに感じられると思います。

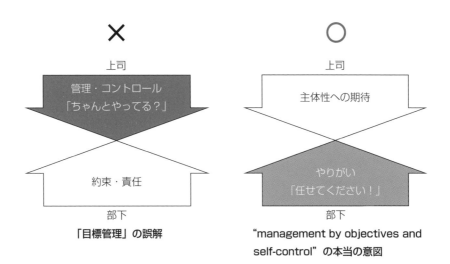

×	〇
上司 管理・コントロール 「ちゃんとやってる?」 約束・責任 部下	上司 主体性への期待 やりがい 「任せてください!」 部下
「目標管理」の誤解	"management by objectives and self-control" の本当の意図

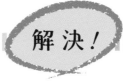

解 決!

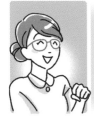

目標を書くのは難しいのですが,私は「これを実現するぞ」という感覚で今回は書いてみます。主体的にやりたいと思います。

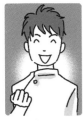

目標を書くのはまだ苦手ですが,私も私の立場で病院に貢献をしたいので,しっかり考えたいと思います。

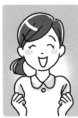

患者さんのために私は何をするのか考えたいので,まずは主任さんに相談してみます。

毎日が忙しくて，目標なんて考えている暇がない。

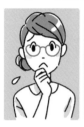

本当に病棟が忙しくて，息をつく暇もありません。
問題も多いですから，目標を考えている余裕はない，という状況です。

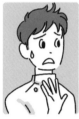

最近スタッフも減ったので，大変です。目標よりも，今日やらなければいけないことを何とか終わらせることしか考えられません。

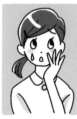

まだまだ，できないことが一杯あって，毎日やりきれないですから，目標シートは書ける気がしません。

　看護の仕事で暇な日は決してないでしょう。さまざまな患者さんのケア，応対，安全の管理，チーム内の連携，医師や他部署との連携や調整。なかなか業務はスムーズにいきませんし，いろいろな問題が毎日起こり，やらなければいけないことは次から次に出てきます。

　そんな毎日の中，今年こそは目標をちゃんと書こうと思っても，1日があっと言う間に終わってしまい，さらに1週間があっと言う間に終わってしまい，1か月があっと言う間に終わってしまい，また新しい年度が始まってしまいます。

　それでも毎日の業務をこなさなければいけません。毎日毎日，頑張り続けるしかなくて，目標を考えたり書いたりすることにはなかなか手が回らない，そんなことはよくあると思います。どうしたらいいのでしょうか？

「立ち止まる」という意識をもつ。

　忙しくて大変なときほど，あっと言う間に時間が経ちます。

　毎日毎日，やらなければいけないことが山ほどあって，しかもうまくいかないことがあれば，さらにそれを何とかするためにやらなければいけないことも出てきます。一生懸命やろうと思えば思うほど，これが続いていくことになります。

　忙しいので頑張り続ける。今日を何とかしなければいけないので頑張り続ける。全力で頑張っているのですから，これ以上できることはない，これは仕方のないこと，と思えてしまいます。

　しかしながら，これは「毎日の作業に流されている」状態です。やることばかり，作業ばかりで，体力的にも精神的にも疲れ切り，しかも考える時間がない。「忙殺される」という言葉がありますが，まさに，その状況です。

　流され続けてしまっては，どこに行き着くかわかりませんし，せっかく頑張っているのですから，大変もったいない状態です。

　ここで重要なのが，「立ち止まる」という感覚です。

　「ちょっと待って。忙しすぎるけど，**今のままでいいんだろうか？**」
　「頑張っているけれど，**やっていることはこれでいいんだろうか？**」

　忙しいと，充実感をもってしまいます。

　作業をこなしていることで「自分はよくやっている感」をもってしまい，極端な言い方をすると，「満足」してしまい，自分が頑張っていることに対して疑問をもてなくなってしまいます。

　実は本当にやらなければいけないことは別にあるけれども，手がつけられてもいない。後回しになっている。

　効率の悪いやり方でいつもやってしまっている。実は無駄なこともやっている。

　こんな状態である可能性が大変高いのです。

　忙しい状態では，立ち止まって疑うことです。

「もっと効率的なやり方はないか？」
「本当に今，やるべきことをやっているか？」

　目標を書くということは，まさに「立ち止まる」こと。立ち止まって考えるという作業です。

　ほぼどの組織も，１年に１回のサイクルを基本に目標設定をやっていると思いますが，これはつまり，１年に１回はしっかりと「立ち止まる」をして，考えようということです。

　これまでの１年間，毎日毎日，頑張ってきたので，「立ち止まって」，
「今はどのような状況なのか？」
「何がうまくいっていて，何がうまくいっていないのか？」
「何が求められているのか，そのためには，これから何をするべきなのか？」
「自分たちはどうありたいのか，そのためには，これから何をするべきなのか？」
　これらを考えることが，目標を立てて達成するための方法を考えるという作業です。

　毎日のことに追われますから，「忙しくて，目標を考えられない」という状況になってしまいがちですが，そうではなく，「忙しいからこそ，立ち止まって，目標を考えなければいけない」，という意識をもつことです。

　目標を書く作業をすること自体が「立ち止まって」いるかのように見えるかもしれませんが，大切なのは，自分自身が本当に「立ち止まる」感覚をもって考えているかということです。数ある毎日の忙しい作業の一つとして，目標を書くという作業をこなすのではなく，本当に「立ち止まって」考えるということです。

　そのためには，目標を考えて書く時間を自分の**スケジュールの中に計画する**ことが必要です（詳しくは，**Step 6** の**コツ33**で解説します）。看護の仕事には緊急の用件が必ず発生しますから，途中で中断もされることを前提に，いくつかの枠を計画としてとっておく必要があるでしょう。

　自分の工夫だけでは時間が計画できない状態であれば，上司に相談して，上司と一緒に考えてください。いいアドバイスがもらえるかもしれませんし，もしそうでなければ，おそらく皆が同じ状態でしょうから，目標を考える時間をどうとるのかを，チームや部署の皆で考えるということをしなければならないでしょう。

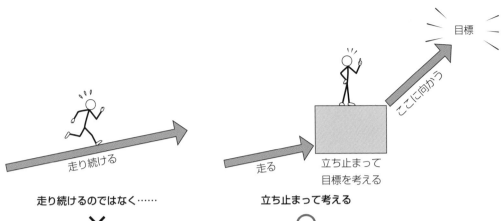

走り続ける

走り続けるのではなく……

✕

走る　立ち止まって
　　　目標を考える

立ち止まって考える

◯

目標

ここに向かう

1
2
3
4
5
6

解決！

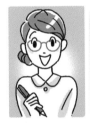

確かに，忙しい中で頑張り続けてしまっていました。しっかり立ち止まって目標を考えたいと思います。

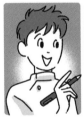

忙しいから，立ち止まるんですね。これからは，今までとちょっと違う感覚でやってみたいと思います。

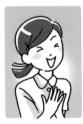

できないことが多いからこそ，立ち止まらないといけないのですね。自分の習得目標をしっかり決めたいと思います。

目標の立て方の
基本を知っておく

Understanding the keys to success.

　気持ちが前向きになったら，早速取り掛かりましょう。

　最初にお伝えするのは，目標を立てる上での基本的な考え方です。知っておくと，うまく目標シートを考えて書けるようになるための「コツ」です。

　今まで皆さんが経験してこられた目標管理とはかなり違う点がこの中には出てきますので，驚くとは思いますが，これらの考え方を取り入れると，これまでの目標管理が，自分自身の成果につながるものに変わっていきます。ぜひ，新しいことを始める気持ちで，このステップの「コツ」を考えてください。

自分が書いたものという感じがしない。

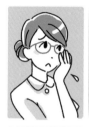

目標シートの書き方は何となくわかってきた感じですが，何かピンと来ないというか，自分が書いたものという感じがしません。

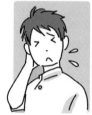

目標シートはうまく書くのが難しいので，毎年お決まりのパターンで書いています。自分の言葉ではないので変な感じですが。

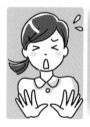

先輩をまねして，よくわからないまま書きました。自分だけではこんなことは書けません。これでいいのでしょうか。

　一生懸命，目標をシートを書いて，ついに提出，書類としてはとりあえず形になったとしても，実は自分自身，何かこれでいいのだろうかという腑に落ちない感じになってしまっている。そんなことはないでしょうか。

　「シートに書いた内容に，自分自身がピンと来ない。」

　「その内容が，実は，普段考えていることとは違う。」

　「いろいろと難しいことを考えているうちに，気がつくと，どこかの誰かが書いたような書類になってしまう。」

ということです。

　Step 1 で触れたとおり，目標を書くのは，自分が主体的に仕事をする，やりがいをもつ，ということが目的ですから，自分のものの感じがしない目標には何の意味もありません。

　せっかく一生懸命，書くのですから，自分の仕事に機能する書類にしたいですよね。

　本当にシンプルですが重要なポイントが，まずはあります。

「想い」を自分の言葉で書く。

　目標を書くという作業が，とても難しいのは間違いありません。難しいのに，書類として仕上げて提出しなければいけませんから，それなりに形になっていなければと思うと，無意識のうちに，うまく書類をつくることばかりを考えるようになってしまいます。「ちゃんとした書類をつくらなきゃ」とばかり考えて書くと，どこかの書類の立派な表現を引っ張ってきたり，本に書いてあることをそのまま書いてみたり，いつの間にか，「いい目標を立てよう」という気持ちを見失ってしまうのです。

　すると，どうなるかと言うと，書いたものが，もともとの自分の想いとは違う，魂のこもっていない書類になってしまいます。

　「いい目標を書く」には，「しっかりとした書類をつくらなきゃ」ということばかり考えて書くという状態になってしまわないことが大切です。もちろん，最終的にはいい書類にしなければいけないのですが，どちらが優先するべきことかということを認識しておくことです。

　「とてもよく書けているけれども，魂がこもっていない感じの目標シート」
　「あまりよく書けていないけれども，魂がこもっている目標シート」

　こんな2種類の目標シートがあったとすると，まわりからほめられるのは，とてもよく書けているシートです。「すごいねー」「立派！」という感じです。ただ，たとえよく書けていても魂がこもっていない目標シートは，自分自身にとって何の役にも立ちません。書類として体裁がいいことを優先されることは絶対にない，ということです。

　魂がこもっている目標シートを書いた人は，そこに本人の本当の意志がありますので，実行の段階では，考えるべきことを考えて，やるべきことをやっていくでしょうから，少々の混乱はあっても何らかの成果を必ず生み出すことができるでしょう。

　では，魂のこもったシートを書くには，どうしたらいいのでしょうか？
　それは，単純に「自分が思うことを自分の言葉で書き出せばいい」と，とらえることです。

目標を書くときに一番大切にするべきなのは，皆さんが**普段から思っていること**，そして**今，立ち止まって考えると自分の心の中に浮かぶこと**です。

　毎日の仕事で，自分の中にもっている問題意識があるでしょう。
「これではダメだよね。」
「今はいいけれど，ちゃんとしておかないとまずいよね。」

　そして，問題を感じていることに，
「これは，こんな状態にしたいよね。」
「本当は，こんな看護を提供したいよね。」
「この病院を，こんないい病院にしたいよね。」
「皆を，こんな活躍をする人材に育てたいよね。」
こんなという，自分が想う理想がなんとなく思い浮かぶと思います。**自分の問題意識，そこに浮かぶ自分の想い。これこそが自分が掲げるべき目標**です。

　目標を考えるということはこの「こんな」という**自分の「想い」を明確にする作業**です。自分の「想い」は本当は何なのか，自分でも頭の中にあるうちはあいまいですから，これを書き出して明確にしていくという作業です。その作業は簡単ではありませんので，つい，どこかにある，近いことを体裁よく言っている言葉を当てはめて済ませようとしてしまうのです。どこかから借りてきた言葉を並べると，いつの間にか自分の「想い」はどこかに行ってしまい，魂のこもった目標にはなりません。

　書類をうまく書かなければという気持ちが先に出てこないためにおすすめするのは，目標シートに向き合う前に，**自分の想いをまずはどこかに書き出す**ことです。殴り書きでいいので，思いつくことを思いつくまま，自分の言葉で書き出してみることです。書き出してみたものを見ながら，自分の本当の考えがどこにあるのかを，何度も何度も書き直しながら自分で見つけていきます。

　うまく書くには，これから紹介するポイントを押さえれば大丈夫です。何よりも大事なことは自分の「想い」。それがなければ目標は成り立ちません。
　目標を書くということは「**立派な書類をつくる作業**」ではなく，「**自分の想いを文字にする作業**」。この認識をもって目標を書く作業をスタートにすれば，必ずいい目標を書くことができるはずです。

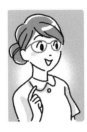

私は，書類として立派なものをつくらなければ，ということばかり考えていたとわかりました。だから自分の書いたものがピンと来なかったのですね。

自分ではいろいろな問題意識をもって仕事をしているつもりですから，自分は何を問題だと思っていて，それをどんな状態にしたいのか，しっかりと考えてみます。

いろいろと考えるあまり，ちょっと頭がこんがらかっていますが，何とか自分の「想い」を文字にできるように，頑張ってみたいと思います。

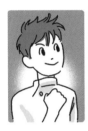

今までは，書類としてのお決まりのパターンの中から，表現を選んで当てはめていた感じでしたが，今回は，「自分の想いを書き出す」をやってみました。

何度も何度も書き出して書き直してみて，自分でもやっと自分が想っていることが何かがわかりました。

「患者さんが入院中，安心して過ごせる。」

そんなことを私は実現したい。それが私の「想い」です。これを目標に書きたいと思います。

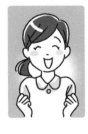

大切なのは自分の「想い」なんですね。うまく書けるかはわかりませんが，自分の「想い」は大切にします！

難しいな，と思っていたのですが，「想い」を書けばいいのだと思うと，頑張って書いてみようかなという気持ちになります。

1

2

3

4

5

6

やることをしっかり決めて頑張っているけれど，成果が……。

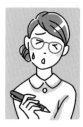

前回は，「教育プログラムをつくる」という目標でやりました。プログラムをつくったのはつくったのですが……。

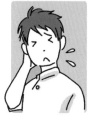

「カンファレンスを100％やる」を目標にして取り組みましたが，情報共有が十分にできていないと感じることが相変わらず多いです。

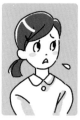

とにかく「決めたことをやる」ということですよね。明確になったので，やることはやります！

　「とにかく今はこれをやらなければ」と思い，それを目標として毎日頑張って，何とか決めたことができたとしても，「大変だったけれど，大変だったわりには，あまり変わった感じがしない」となることはよくあります。

　チーム皆の目標としてやることを決めても，皆でやっているうちに，一体これは何のためにやっているのだろうという疑問をもったりすることもあります。

　目標を決めて，決めたことをしっかりとやり遂げる。これが「目標を立てる仕事の仕方」のはずですが，何が問題なのでしょうか。せっかく頑張るのですから，成果が出るような目標の立て方をしたいものです。

「やること」を目標にしない。

こんな例がわかりやすいと思います。

英語は得意ではなく，いつも実力テストで40点くらい。しかし，英語の力をつけたい，英語を得意科目にしたい，せめて70点レベルの力をつけたい，と決心したとしましょう。目標をしっかり決めることが重要だということで，以前買ってあったドリル，「このドリルを1冊全部やる」と目標に決めたとします。そして，必ず毎日1ページやり続けます。途中,友人がほかの参考書を使っているのを知ったり，効果的な英語の勉強の仕方を聞いたりもしますが，目標に決めたのは「このドリルを1冊全部やる」ですので，ぶれないように，必死にドリルを毎晩やり続けます。6か月でついに「このドリルを1冊全部やる」という目標を達成します。達成感はあります。

そして受けた実力テスト。結果はなんと45点。目指している70点とは程遠い結果になりました。確かに3か月前に自分で過去問題をやってみたときも，あまりいい点はとれていませんでした。

なぜ，こうなるのでしょうか。それは,目標を「このドリルを1冊全部やる」と，「やること」自体を目標にしてしまったからです。

本来の目標は英語を得意科目にすることで，40点の実力から70点の力をつけることだったはずです。そのためには,手元にあったドリル1冊では十分ではなかったのでしょう。ドリルも，もっといいものがあったのかもしれません。このドリルが前提としているテストの内容が，最新の傾向ではなかったのかもしれません。

やることを決めてそれだけに集中すると，その作業を完了しても，もともと考えていた本来の目標を達成できるとは限りません。やると決めたことが目標の達成には実は十分でなかったり，環境が変わっていたりして，それでは目標が達成できないということがよくあります。

そこで，目標を考えるときに大切なことは，「**目標**」と「**やること**」を区別し，「**やること**」を目標としない，ということです。

コミットしてこだわるのは「目標」であり,特定の「やること」ではありません。「やること」はあくまでも「目標」を達成するためにあることですから,「やること」は「目標」の達成のために必要であれば常に変えていかなければなりません。

もちろん，「目標」を決めて，「やること」を決めることですべての活動はスタートしますので，最初はある特定の「やること」，つまり，「達成の戦略・方法・計画」をつくり，その内容にはコミットをします。目標を達成できそうであれば予定どおりやり続ければいいのですが，目標は簡単に達成できるものではありませんから，常に，本当にこれで大丈夫なのかをチェックしなければなりません。大丈夫そうでなければ，コミットした計画は変えるべきなのです。あくまでも**一番大切なこととしてコミットしているのは「目標」**です。

　理屈はこうなのですが，これを自分の思考パターンにすることは簡単ではありませんので，**かなり意識をする必要があります。**

　目標を考えるとなると，まず頭に浮かぶのは，「これをやらなきゃ」ということです。結局仕事は「あれやる，これやる」を決めてそれを実行することですので，「やること」を考える習慣を私たちはもっています。「これをやらなきゃ」が頭に浮かぶのは自然なことですので，「やること」が浮かんだら，**「私はなぜこれをやらなきゃと思ったんだろうか？」**を考えることです。何をどうしたいと思ったのか。そこに本当の目標があります。

　「なぜ，私は教育プログラムをつくらなければいけないと思っているのか？」
　誰かにそれを提供して，こんなふうになってほしいと思っているはずです。
　「なぜ，私はカンファレンスをちゃんとしなければいけないと思うのか？」
　誰かが何かに困っていて，もっとこうしたいということがあるはずです。

　目標が明確になれば，達成の方法を考えることになりますが，重要なのは，ここで**最初にやりたいと思ったことを一度忘れる**ことです。ここでそれをしないと，「やること」ありきになって，事実上，「やること」にコミットしている状態になってしまいます。目標が明確になったところで，ゼロベースで達成の方法を考えます。ゼロベースで考えた上で，もともとやらなければいけないと思ったことがやっぱり重要だという結論になるなら，その活動は計画に入れますが，もっとほかに重要なことがあるかもしれませんし，また，その活動だけをやることにしていては目標はきっと達成できません。

　また，「やること」が頭にこびりついていて，そこから後付けで目標を書いているという様子もよく目にします。形式上，目標があったとしても，これは「やること」にコミットしている状態です。

　目標を考えるときには，「やること」と「目標」をしっかり区別して，「やること」を先に決めないで考えること，これがポイントです。

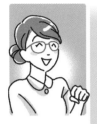

目標を「教育プログラムをつくる」とすると,「教育プログラムをつくればOK」となってしまうので, ここで考えるべきなのは, なぜ「これをやらなきゃ」と思いついたか, ですね。

なんでこれが必要だと思ったかと言うと,「新人が力をつけて活躍していてほしい」と思ったからですので, これを目標に書きたいと思います。そうすると, 教育プログラムをつくるだけではダメですよね。いろいろ考えます。

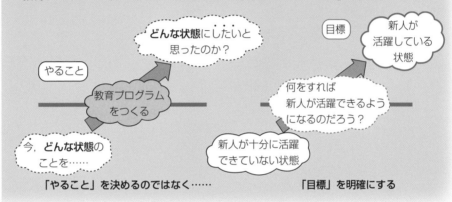

| どんな状態にしたいと思ったのか? | | 目標 | 新人が活躍している状態 |

やること

教育プログラムをつくる　　何をすれば新人が活躍できるようになるのだろう？

今, どんな状態のことを……　　新人が十分に活躍できていない状態

「やること」を決めるのではなく……　　　　「目標」を明確にする

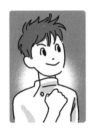

確かに, カンファレンスをやればいろいろとよくなるだろうと思って目標を書いていましたが, カンファレンスをやるだけではダメだったのですね。私がカンファレンスを「なぜ」やらないといけないかを考えました。

私が患者さんに朝言ったことと, 夜勤のスタッフが言うことが違って, 患者さんを混乱させたり, ケアが一貫してなかったりするのがよくないと思ったからです。それに対して目標を立てればいいんですね。

目標	達成計画
カンファレンス実施（実施率100%）	1. 必要性の周知 2. … 3. …

「やること」を決めるのではなく……

目標	達成計画
患者さんが「違うスタッフからの違う情報で混乱する」ことのない状態	1. カンファレンス実施 2. … 3. …

「目標」を明確にする

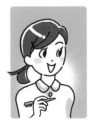

「やること」は「何のためにやるか」から考えることが重要なのですね。「作業をすることにコミットする」にならないで,「目標にコミット」します。

どれだけ難しいことを目標にしていいかわからない。

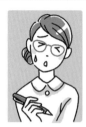

SMARTの原則のA，つまりAchievableの考え方，「達成可能なことがいい目標だ」と言われているので，確実にできそうなことを目標に書いていましたが，新しい看護部長さんから「あなたは目標が低すぎる」と言われました。これはどう考えたらいいのでしょうか？

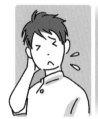

目標は現実的でないとダメですよね。でも，「高い目標を立てた方が自分の力がつくよ」と師長さんからアドバイスをもらいました。確かにそれもそうだと思います。
目標はどのくらいのレベル感でセットするのがいいのでしょうか？

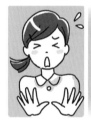

私は確実にできることをやっていたいので，目標は確実なものを，と思っていますが，同僚はかなり高い目標です。高い目標がいいのでしょうか？

　　SMARTの原則に従って書かれた目標がいい目標である，という考え方が看護界には広く浸透しています。5つの頭文字が意味しているのは，Specific＝具体的，Measurable＝測定可能，Achievable＝達成可能，RelatedまたはRelevant＝大きな目標につながっている，Time-bound＝時間制限のある，というキーワードです。

　　この中の，Achievable＝達成可能であること，という項目。確かに，「目標を立てても，全く達成できませんでした」ということでは，目標の意味はありませんから，重要なことだということは納得できます。達成することで満足感も得られますし，成功体験になって自信もついていきます。

　　一方，目標が低い，という指摘を受けることもあります。高い目標を掲げて頑張っている人は確かに立派だなとも思えます。高い目標を立てて頑張れば力がつく気もします。

　　目標は達成可能でなければいけない，ということと，高い目標を立てよう，という話は，どうとらえて，考えたらいいのでしょうか？

とにかく「高いところ」を目指すことを考える。

SMART の A,「Achievable ＝達成可能」の項目が示すように, 目標が達成可能なものであることは, 確かにいい目標の条件です。

非現実的, つまり, 実現ができる可能性が全くないことを目標だと言っても, 誰もその目標を見てワクワクしたり, やる気を感じたりできません。そんな目標はそこに書いてあるだけの「絵空事」になってしまい, 何の機能も果たしません。

ただし, ここで重要なことは,「達成可能」であるべき, とはどういうことなのか, ということです。

「目標は達成可能であるべき。」

これが,

「目標は高すぎてはいけない。」

「目標は達成できるものでなければならない。」

「目標は確実に達成できるものであるべき。」

こんな解釈になって, **目標は低く設定するべきだという話になってしまうのが, 陥りやすい思考のパターン**です。

Step 1 で触れたことに戻りましょう。なぜ目標を書くかというと, 結果, 高いところに行き着くためです。高いところを目指して, 必死に頭を使って努力をすれば高いところに行き着ける, だから目標を立てる, ということです。

今までどおりのことを今までどおり続けていて行き着ける状態ではなくて, せっかく頑張るのですから, 今までの延長線上ではないところに行き着くように仕事をする, それが目標を立てる仕事の仕方の価値です。「達成可能でなければいけないので, 目標は高すぎてはいけない」, つまり, 「確実にできることでなければいけない」, こんなとらえ方をしてしまうと, 目標を書く意味がなくなってしまいます。

看護界では SMART が浸透していますが, ビジネス界（特に欧米）では SMART よりも **SMAC** と言うことが多いと思います。私は若いころから,「目標は SMAC にしろ」と教えられてきました。

何が違うのかと言うと, まず, 最初の３つのキーワード, ＳとＭとＡは同じです。Specific ＝具体的, Measurable ＝測定可能, Achievable ＝達成可能です。です

から，ここでも「達成可能であること」の重要さは強調されています。

　ポイントは4つ目のCです。これはChallengingです。「**チャレンジングであること**」，つまり，「難しいこと」「簡単ではないこと」です。目標はAchievableでなければいけないが，特にこのChallengingが重要だということで，私は，何度も何度もこれが一番大事だと教えられてきました。より高いレベルの成果を上げるために，また，自分自身の成長のためにも，**簡単なことを目標にするべきではない**，ということです。

　Achievableが強調されてきた背景は，「目標」と言うと夢のような目標を簡単に描き，描くだけで満足してしまう人がいるからです。高すぎる，現実的からは程遠い目標を立てるだけで平気でいる人にとっては，それは「達成可能なのか」という点は重要なチェックポイントです。できないことを目標にしても，誰も真剣に取り組む気になれないからです。

　そもそも，達成可能であるべき，という項目は何のためにあるかと言うと，真剣に達成しようと思えなければ意味がない，「**達成しようと思えることを目標にすべきだ**」ということなのです。

　私たちは，思考のパターンとして，高い目標を立てる，ということを十分に叩き込まれていません。むしろ，現実的に，現実的にと思考をする習慣が身についています。ですから「達成可能でなければいけない」が「目標は高すぎてはいけない」となってしまい，「現実的な目標，つまり，必ず達成できる目標がいいんだ」という思考になってしまうのです。

　ですから，私たちはまず，**高いところを目指すことを考えることを徹底する**ことです。

　「この目標は高いのか？」
　「本当に十分高い目標なのか？」
　「普通にできることを目標にしようとしていないか？」
　「今までの延長線上で達成できることを目標にしてしまっていないか？」
　何度も自分が「達成可能か」で考えてしまっていないかを疑って，目標を考えることです。

　とは言っても，高い目標を立てることにはいろいろな心理的，習慣的なバリアーがありますので，これから問題を解決していきます。繰り返しますが，まずは，「高いところを目指すことを考える」。これを強く意識して目標の設定に取り組めば，必ずいい目標（つまり，成果を上げる目標）を考えることができます。

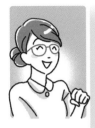

「目標は，達成できることじゃなきゃダメだよね」と思っていましたが，高い目標を立てることが前提なのがわかりました。

これからは，

「目標は，高い目標じゃなきゃダメだよね，でも，達成不可能なことにしてしまっても現実的ではなくなってしまうから気をつけよう。」

この思考で行こうと思います。

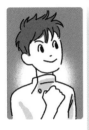

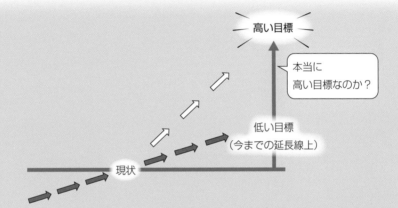

このイメージですね。Achievable が「できること」で，今までの延長線上になってしまったら，目標を立てる意味がないですからね。

どうしても私は現実的にと考える傾向があるので，意識して「高い目標」を立てたいと思います。

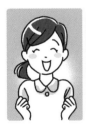

「達成可能か」を心配するより，「高い目標になっているか」を心配する方がいいのですね，私は。

「達成率」があるために，高い目標を立てられない。

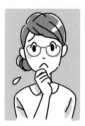

高い目標と言っても，達成率を100％にしないと怒られるので，やはり達成できる目標にせざるをえないですよね。

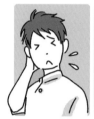

実際，達成率が悪くなったら評価が低くなるので，かなり確実にできそうなことだけを目標にしてしまいます。今回も同じです。

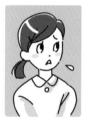

達成率で評価されるのですから，「高い目標を」と言っても，無理な目標を立てると評価で不利になりますよね。どうしたらいいのでしょうか？

　目標を立てて1年経ったら，結果の評価が待っています。目標は評価に結びついていて，達成率が評価されることが多いですから，高い目標を立てれば，100％達成できないリスクがあって，評価が不利になってしまいます。

　頭のいい人は，達成率が100％を下回って，低い評価になってはいけない，ということで，確実に達成できることを目標にする，そんな方法を選んだりします。

　「高い目標を立てる」ことが大切だ，と言う一方，「達成率の評価」，これがある限り，どうしても高い目標を立てる気になれない。確かに，そうだと思いますが，おかしな話です。実は，これは今の多くの組織の目標管理プロセスの中でも，解決しなければいけない大きな問題です。

「達成率」を心配しない。

こんな例を考えてみましょう。

「3か月後に英語のテストをします。100点満点で，何点をとったかで成績を決めます。ただし，どんなテストにするかは，それぞれ，お父さん，お母さんと決めてください。」

こんなテストが成り立つでしょうか。自分でテストの内容を親と決められるなんて，とても面白いですね。しかも，成績がその点数で決まります。

「このくらいの問題にしておいて，100点をとろう」。あるお父さんは言います。「このくらい難しい問題ができるようにならないとダメなんじゃないの？」と，あるお母さんは言います。

結果，簡単な問題をテストにした子はあまり勉強せずに，英語の力も伸びたわけではないけれど100点。難しい問題をテストにした子は，熱心に勉強して，英語の力をグンと伸ばして，こんな難しいテストで今まででは絶対にとれなかった70点。そして評価です。100点の子は，今回の評価はA。70点の子はC。

どうでしょう。本当に変な話です。しかし，これと全く同じことが，多くの組織で起こっています。一人一人が違う目標を立てているのに，評価を達成率で決めるという評価の方法です。

達成率で評価をされるならば，当然，簡単な目標をセットします。難しい目標を立てて，もし達成できなかったら困ります。達成率で評価をするということが決まっている限り，目標を立てる人にとって「高い目標」をセットする理由はなくなってしまいます。すると，皆，「できること」を目標にして，結局は普通に作業をしていれば行き着く結果に行き着くことになり，目標を書いている意味は全くなくなってしまうのです。

本当に評価されるべきなのは，達成率ではなく成果です。どれだけ，患者さん，組織（病院）や部署（看護部）にとって価値のあることを成し遂げたか，どれだけ組織にとっていいことを生み出したのかが評価されるべきことです。

せっかく頑張るのですから，100点はとれないかもしれませんが，難しいことにチャレンジして，必死にやっていけば，30点の実力から，70点をとれるようになります。難しいテストですから，70点をとれる力をつけた，ということは大きな成果です。

達成率を考えると，高い目標を立てられなくなりますから，達成率を考えて目標を考えるのは，「百害あって一利なし」です。**達成率を心配しないで高い目標を立ててください。**これが，成果を上げるために大切な考え方です。

　とは言っても，「うちは**実際，達成率で評価をしている仕組みだし……**」が現実です。

　そこで，解決方法です。

　まず，もし自分が評価の仕組みを変えることに影響力のある立場であれば，ぜひ，この本を必要な人に見せて，評価の制度を変える働き掛けをすることを強くおすすめします（組織をよくするのは，あなたのリーダーシップです）。達成率で評価をしないとなると，成果を公平に評価する力を組織がつけなければいけませんので，簡単には変えられませんが，絶対に方向性としては正しいのですから，少しずつでも考え方を変えられるといいと思います（たとえば，最初は達成率を見るとしても，難易度も考慮する，という方法がありえます）。

　ただ，多くの皆さんは，評価のプロセスを変えられる立場にはいないと思います。評価の仕組みがおかしいと文句を言っても仕方がないですから，そこでおすすめするのは「大人の振る舞い」をすることです。2つのことをやります。

　①本当に目標にしたい高い目標を，達成率を心配しないで書いて，これを**自分自身の目標にする。**

　②同時に，もう一枚の紙に，**最低ライン，頑張れば達成できる**ことを書いて，これを**提出する。**

　これで安心だと思います。最低ラインの提出をしておけば，達成率のリスクはありません。そして，自分の高い目標を自分で真剣にやる限り，最低ラインは簡単にクリアーできて，達成率も100%を超えますので，本当に成果を出し，高い評価をもらうこともできることになります。

　最後に，重要なポイントを確認しておきます。

　ここで言っているのは，**高い目標を立てておけば，その後，達成できなくてもいい，という話ではありません。**まずは達成率を心配しないで高い目標を立てることが重要だということです。前提は，**その後，達成するために必死にやる**ということです。

　「絶対に達成するぞ」という姿勢で必死に取り組んでこそ，たとえ達成しないとしても最良の結果に行き着ける，ということです。「100%の達成は無理だし，達成しなくてもいい」と思っていると，今までどおり頑張るパターンに陥り，低い目標を立てたときと全く同じことになります。微妙な違いですが，重要な違いです。

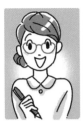

確かに，部長さんも師長さんたちも，「簡単な目標で達成率100％とか，おかしいよね」と困っていたので，相談をして，評価の考え方をはっきり「成果で決める」ということにしたいと思います。
どちらにしても，自分では達成率ではなく，目標を高くもってやっていきます。

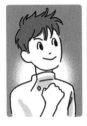

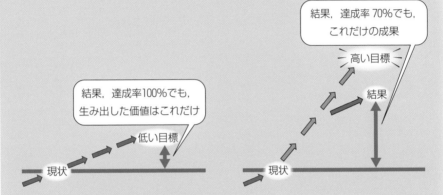

こんなイメージですね。達成率は考えるべきではないですね。私は本当に患者さんに最高の看護を提供したいですから。これならやる気が出ます！
提出するのは，確実に達成する方にしておいて，それとは別に，自分として高い目標を設定して取り組みたいと思います。

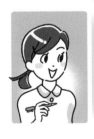

とにかく「高い目標」に向かって，頑張っていきます。
高い目標でも，絶対（！！）達成はしたいです。

達成する方法が思いつかないので，高い目標を立てられない。

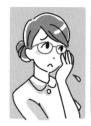 高い目標を立てようとしますが，達成計画が思いつかなくて立てられません。

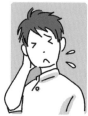 「高い目標を立てる」と言っても，方法がなければ意味がないですから，できることには限界がありますよね。

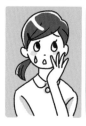 高い目標を立てる人はすごいと思います。達成方法がすぐに思いつくのですね。

　「高い目標を立てる」と言っても，達成する方法が思いつかないので，目標自体を決めることができなくなってしまいます。

　今までにやってきたことがいろいろあって今の状態ですから，高い目標は簡単には立てられません。

　達成はしなければいけないのですから，達成方法を考えると，どうしても目標が低くなってしまいます。

　どう考えたらいいのでしょうか？

「達成する方法」は後で考える。

これも、「高い目標」を立てるためのコツの一つです。

あえて、どうやって達成するかを考えないようにして、目標を考えるということです。

何度も繰り返しますが、目標は「目指すこと」であるべきで、「できること」ではない、ということです。

「これをやって、これを達成しよう。」

「これを達成するにはこれをやればできるから、これを目標にしよう。」

私たちは、「何をやればいいのだろう」ということが常に頭にあるので、目標を設定するときに、「この目標に対しては、何をやればいいのだろう」というように、自分でも気づかないうちに、目標と達成方法を、組み合わせで一緒に考えてしまいます。

しかし、高い目標を立てるとなると、達成方法を考えることは大変難しいことで、簡単には思いつきません。すると、「これでは目標として設定できない」「達成方法が思いつける目標でなくては」という気持ちが働き、結果、知らないうちに目標が「達成方法を思いつけるかどうか」に引っ張られてしまいます。

達成方法を思いつける目標になっていくということは、これはまさに、「できること」が目標になってしまうということです。「できること」で考えると、また目標を立てること自体の意味がなくなってしまいます。

そこで、重要なポイント。目標シートを書くときには、

①まずは、達成方法は心配しないで、高い目標を設定する。

②高い目標が設定できたら、それを何とか達成する方法をじっくりと考える。

このステップをきっちりとやることです。次のフォーマットの要領で考えるとよいでしょう。

そしてそのためには、「自分自身が『達成方法を一緒に考えようとしてしまう』ことを認識して、『達成する方法は後で考える！』を徹底する」ことです。

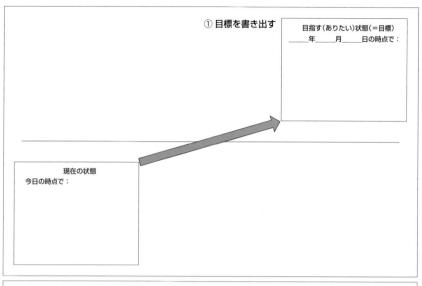

① 目標を書き出す

目指す(ありたい)状態(＝目標)
＿＿＿年＿＿＿月＿＿＿日の時点で：

現在の状態
今日の時点で：

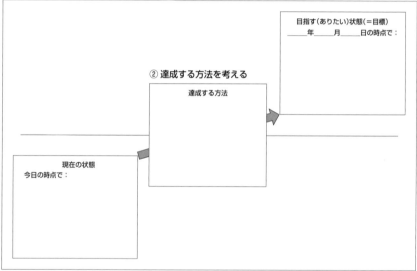

目指す(ありたい)状態(＝目標)
＿＿＿年＿＿＿月＿＿＿日の時点で：

② 達成する方法を考える

達成する方法

現在の状態
今日の時点で：

　通常の業務においては，「何をやるべきか」をすぐに思いつくことが重要なのは間違いありません。経験を積んで，力をつけて，「何をやるべきか」がすぐに考えられること，これができる人が優秀な人です。毎日の仕事では，むしろ必死に努力して「何をやるべきか」を考えているわけですから，「何をやるべきか」を考えないようにするということは，感覚としては天と地が逆になったくらいのことで，本当に簡単ではありません。

　ワークショップで目標を書く作業をしてもらうと，達成方法と目標を一緒に考えないということが，どれだけ難しいことかがよくわかります。
　「絶対に達成方法を目標と一緒に考えないでください」「達成方法は目標を書いてから考えてください」と強調しても（どんなに強調しても），目標と達成方法をす

らすらと一緒に書いている人が必ずいます。まさに仕事ができそうな人です。内容を見ると，論理的にしっかりと書けています。

「達成方法は後で考えることにしてくださいと言ったのですが」と言うと，「そうでした！　思わず考えてしまいました」という反応です。つまり，話を聞いていなかったわけでもないですし，私の言ったとおりにやりたくないと反発しているわけでもなく，本人自身が気づかずに，反射的に達成方法を一緒に考えてしまうのです。

○「できることを目標にする」思考になってはいけない。
○ 目標を書くときには，できるかできないかは心配しない。
○ だから，「達成方法は後で考えること」だと意識して，達成方法を考えようとしない。
○ そして，まずは高い目標を設定することだけを考える。

繰り返しますが，理屈は簡単ですが，かなり意識をしなければ「達成方法は後で考える」ということはできません。達成方法を目標と一緒に考えようとする自分を，絶対にそうしないようにコントロールする，という感覚です。

「でも，結局はできるようにしないといけないですよね」という声が聞こえてきます。そのとおりです。SMART の A=Achievable のとおり，必ず達成方法を考えて，達成できそうな目標にしなければいけません。

確かに，高い目標を達成する方法を考えるのは簡単ではないのですが（もちろん，できることをやるだけではないのですから，論理的に言って難しいはずです），これだけ「達成方法を考えるのは後でいい」となぜ言えるかというと，いくつかのコツを知っていれば，達成の方法は考えられるからです。このコツは **Step 4** で詳細に説明しますので，楽しみにしていてください。

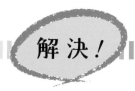

解決！

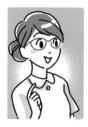

目標を考えるのと，達成方法を考えるのをしっかりと分けた方がいいのですね。まず，達成方法は心配しないことにします。

方法を考えるのが本当に自分の頭にこびりついています。

ちゃんと分けるために，今週は目標だけを考えます。来週，その達成方法を考えることにします。今週は達成方法を絶対に考えようとしない，これを徹底してみます。

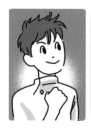

私も，達成方法をつい，考えたくなってしまいます。「達成方法を考え始めてしまっている自分」にまずは気がつくようにしたいと思います。

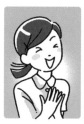

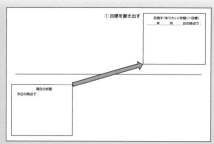

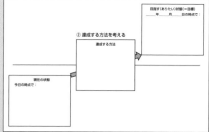

このフォーマットのとおりですね。

まずは目標を書き出す。その上で達成方法を考える。このとおりやってみます。

「測り方」がわかりやすいことを目標に選んでいる。

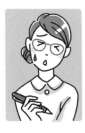

目標は評価をしなければいけないので，測ることのできる目標でないといけないのですよね。
本当は，「皆が笑顔で看護にやりがいを感じて仕事をする職場」をつくりたいのが私の想いなんですが，測り方がわからないので目標にはできません。やりがいが感じられなくて辞めてしまったスタッフもいるので，測ることのできることとしては離職率ですから，「離職率を下げること」を目標にしました。

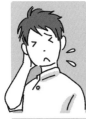

早く，後輩が一人前に頑張ってくれるようにしたい，というのが私の目標ですが，測ることのできることで考えると，研修の参加率がいいかと思ったので，目標値は「研修の参加率」にしました。微妙ですが仕方がないと思います。

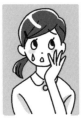

測ることのできることだけが目標として成り立つそうですから，いろいろと「○○率」というものがありますので，その中から何がいいかを考えようと思っています。

　再び SMART の話です。M は Measurable ＝測定可能であること。評価ができない目標ではダメだということで，目標は測ることのできるものでなければいけない，だから数値化することが必要だ，という認識は広く看護界に浸透しています。
　しかし，目標の数値化の考え方がとても難しいので，自分の想いを目標にしようと思っていろいろと考えるのですが，結局は数値化されているもの，たとえば，実施率，参加率，などから目標を選ぶ，ということになってしまいます。
　するとまた，目標が自分の目標ではない，形式のために決めた目標になってしまいます。

1

2

3

4

5

6

「測り方」は後で考える。

　看護界では，「目標は測ることのできるものでなければいけない」「評価できるものでなければいけない」ということがとても大切なこととして広く認識されているのには驚きます。確かにそのとおりで，進捗をチェックし，達成できたのかがわかるように，測る方法を考えておくことは，目標を立てるときには重要なことです。

　しかしながら，測り方があまりにも大切なことと考えられているため，目標を立てるときに，**「測り方がわかりやすいこと」を目標にしてしまう**，ということが起こっています。

　数字で示されていることの中から目標を選んでいるので，そもそも目標に魂がこもっていないケースをよく目にします。

　数値化至上主義で，数値化されていないことは選択肢にもあがらず，数値化されていることの中から「この数値を目標にしよう」と決めるというやり方です。選んだのはいいけれど，本当にその数値を達成することが重要なことなのか，を考えると，重要だからではなく測ることができるから選んだ，というケースです。

　また，想いが込められた素晴らしい目標が書き出されているのに，測り方の欄には，目標に書かれていることとかみ合っていない，数値化されていることを選んで，記入しているケースもあります。自分の考えていることに「近いもの」を選んで，それを追いかける数値にしてしまうケースです。実施率，参加率，などの「○○率」は，わかりやすいので，もともとはこれを考えていたわけではないのに，目標値がいつのまにか，これらの数字になってしまったりします。「近いもの」では全くダメだということです。

　たとえば，「皆がやりがいを感じて仕事をする職場にしたい」。これは想いのこもった素晴らしい目標だと思います。

　これが，数値化を考えると，「離職率を○○％以下に改善」となってしまったりします。「やりがいを感じていないから離職率が高くなっているので，離職率を下げることを目標の数値にすればいいか」という発想です。

　「やりがいを感じる」と「離職率」は関係がありますが，全く違う2つのことです。「やりがいを感じる」が目標であれば，やりがいを感じるために必要なアクションをとりますし，「離職率を下げる」が目標であれば，離職の理由になっていること

をいろいろと調べて，理由に対してアクションをとることになります。

　そもそも，数値化というものは，「目標が達成したかどうかを，数値で評価，確認できるようにしておくと判断がしやすいから設定した方がいい」という理由で行われるものです。「**目標を数値化する**」，これがその考え方です。目標の内容が重要で，測ることができるようにするのは，目標が決まった後に考えることです。**優先するのは目標の内容**であって，決して測ることができるかどうかではありません。

　「測ることはできるけれど，内容がよくない目標」
　「内容がいいけれど，測り方がない目標」
　どちらがいいかと言えば，もちろん内容がいい方です。
　測り方をどうするか，ということに振り回されないで，自分が目指したいことを**考える**ことです。目標は，決して，測り方があるかないかで決めてはいけません。
　そして，実は，目標がしっかりと決まれば，「**測り方**」は実際，どうにでもなります。測り方に多少の工夫が要ることはありますが，測る方法は必ず見つかります。

　「皆がやりがいを感じる職場にする」が目標であれば，アンケートを実施して，やりがいを感じるようになったかを数字でとればいいでしょう。
　「アンケートでは，正確な数字がとれているかわからない」という心配も浮かぶでしょう。しかしながら，これが心配だからと言って，数字のとりやすいほかの目標にするよりも，やりがいの数字を正確にとることができるような**アンケートの仕方を工夫する**ことを考えるべきです。
　「患者さんに笑顔で応対する」を目標にするなら，患者さんに接しているスタッフの様子をランダムに写真に撮る仕組みをつくって，笑顔の比率を数値化すればいいでしょう。すると，「患者さんのプライバシーの問題があるから写真は撮れないし，数値化できない，だから目標にできない」，そんな発想になってしまいますが，それだったら，相互評価や自己評価でやろう，という方法でもいいでしょう。

　目標にしたいことが明確になっていて，何とかそれを数値化しようと考えれば，必ず自分の目標を数値化する方法は見つけることができます。安易に違う意味の数値にしてしまわないように，本当の目標にこだわって，目標の内容自体を変えずにどう数値化するのかを考えてください。

　「測り方は後で考える」。測り方に目標の内容が振り回されてしまわないよう，ぜひ，意識をして目標を考えていただきたいと思います。

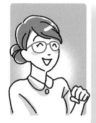

確かに、「離職率を下げること」自体が私のやりたいことではなく、私が取り組みたいのは「やりがい」です。やりがいを感じないと言って辞めたスタッフはいましたが、離職率が高いわけではありませんから。

「やりがい」は、アンケートで聞けばいいですね。でも、アンケートだと、正直に答えてくれない人もいるかもしれませんから、一人一人に話をしっかり聞いて、直接、一人一人を理解して、私が結果を集計してもいいですよね。そのためには、私には正直に話をしてくれるようにはしておかないといけないですね。

測り方は後で考える、というパターン、よくわかりました。

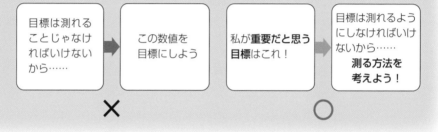

目標は測れることじゃなければいけないから…… → この数値を目標にしよう ✕

私が**重要だと思う目標**はこれ！ → 目標は測れるようにしなければいけないから…… **測る方法を考えよう！** ○

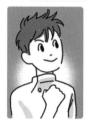

後輩たちが一人前に活躍することを私は支援して実現したいので、これを目標にします。

「一人前に活躍」の様子をどう数値化するかを後で考えて決めます。新人レベルで一人前とは、どんな力をもっていて、どんなことができているべきかを項目立てして、それができているか、できていないかを判断する方法を決めればいいんですよね。

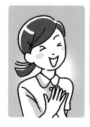

測り方は何とでもなるということですから、測り方は心配しないでまずは目標の内容自体を明確にするようにします。

数字としてすでにあるものの中から選ぼうとしていました。

「1年でできること」を考えると，高い目標にならない。

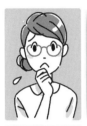

1年単位で目標を書いていますから，いつも1年でできるようなことだけが目標になってしまいます。もうちょっとしっかりやらないといけないこともあるのですが……。
1年の目標ですからやむをえないのでしょうか？

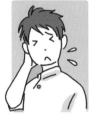

高い目標を立てたのですが，1年で成果を出そうと思えば「高い目標」と言っても限られてくるので，1年でできる高すぎない目標に下げました。
転倒・転落の問題を，まずは20％くらい減らしたいと思います。1年ならこのくらいだと思いますが，もちろん転倒・転落は重大な事故になることもあるので，なくさなければいけないとは思っています。難しいですが。

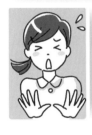

1年の目標ですから，1年でできることで考えるのですよね。1年のイメージで無理のないようにします。

　「今年度の目標」「今年の目標」と，目標管理プロセスは，ほぼどこも1年単位でしょう。高い目標を考えると，もちろん中には1年では達成できそうもないことがあります。

　すると，「これは無理だから，こっちかな」と，1年でできることを選んだり，「ここまでは無理だから，このくらいかな」と，目標を低く設定する方向に思考が向かってしまったりします。

　「高い目標」を，1年ごとのサイクルの目標設定ではどう考えたらいいのでしょうか？

1年では達成できないことも，「その1年目」で考える。

「達成する方法は後で考える」で実際に達成の道筋と方法を考えてみると，目標の達成が1年でできないことはもちろんあります。

「本当は，こういう状態にしたいのだけれども，1年ではできないだろうな。」
　こんなふうに感じる目標を思いついたのであれば，それは素晴らしいことです。なぜならば，まさにこれこそ，自分自身が高い目線で患者さんと病院のことを考え，高い基準で，本当に達成するべきこと，理想の姿を考えた，と言えるからです。しかしながら，目標シートは1年単位で書く仕組みになっていることが多いため，せっかく考えた高い目標ですから，これをうまく1年の目標に落とし込みたいところです。

　少し大きな背景の話ですが，実は，1年の目標には，その土台になる3年程度の目標が要ります。「3年もの時間をかけるのだから，その分，高い目標，大きなことを達成する」というのが基本の考え方です。**Step 5** の**コツ 29** でも紹介しますが，これは一般的に「中期計画」や「中期目標」と呼ばれるものです。1年の目標を設定するときは，「3年の目標のための1年目の目標」を設定するということです。つまり，「3年で高い目標を達成するために，この1年でここまで行きたい」というのが本来の1年の目標です。
　実際，ある病院では，それぞれの目標項目に中期的な「あるべき姿」を書き込む欄をつくっています。その欄の隣に「今年度の目標」を書いています。

　ただし，そこまで明確な「中期計画」「中期目標」がなくても，1年をかけて取り組むことであってもかなりのことができますので，組織が目指す方向性（つまり，病院が目指す方向性，看護部が目指していること）があれば，1年の単位で目標を立てて成果を上げるサイクルは機能します。これが多くの組織においての現状のやり方です。

　何度も繰り返しますが，目標を立てるときに排除したいのは，「『できること』をやる」思考です。1年の枠で考えると，「1年でできること」は何なのか，という「できること」を探す思考になってしまいます。
　1年ではできないくらいの高い目標，大きなことを考え，シートに書くのはその

1年目で成し遂げたいこと，という考え方で目標を書けば，「できること」をやる，という思考ではなくなります。

「1年ではこのくらいまでだろう」と考えるのと，「3年で達成する高い目標のために，1年目はここまで」と考えること。

微妙な違いですが，この2つには大きな違いがありますし，結果が大きく変わります。

「1年ではこのくらいまでだろう」は，「できること」思考なので，1年では大した進歩はできないでしょう。毎年毎年，「できるところまでやろう」と，同じようなことを繰り返すことになって，いつまで経っても高い目標は達成できないでしょう。

「3年で達成する高い目標のために，1年目はここまで」と考えて，1年目の高い目標をセットすれば，最終的な高い目標の実現に向けて，1年で大きな1歩を踏み出すことができます。

具体的には，1年で達成できない高い目標は，**段階に分けて考えると，1年目の高い目標を明確にすることができます**。

たとえば，「今は安全の問題が起こっているけれども，安全管理では一流の状態にしたい」を目標として考えると，

①重要な問題に焦点を当てて，重要な問題を完璧になくす。

②残りの問題をなくし，安全の管理体制が確立された状態にする。

③安全管理が組織の文化になっている，一流の安全管理体制にする。

このうちの①を1年目，あるいはもっとスピードを上げて，①と②を1年目で，と考えるといいでしょう。

なお，段階を分けると，「のんびりやっていく」予定になりがちです。「高い目標」**とは，「やるべきことを早くやる」ということでもあります**。特に，問題をなくさなければいけない場合は「早くなくす」という「高い目標」を考えるべきです。

また，そもそも，簡単に，「1年ではできない」という結論にならないことが重要です。1年あればかなりのことができるはずです。スピードという「高い目標」の要素を考えたら，

「本当に，これは何年もかかる目標なのか？」

「高い目標を設定することを避ける心理が働いていないか？」

と，**自分自身を厳しくチェックする**ことが大切です。

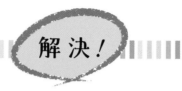

解決！

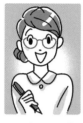

「1 年で」から考えずに，まずは私が実現すべき状態を明確にします。
2～3 年の計画に落とし込んで，絶対に実現したいと思います。

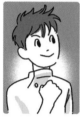

絶対に転倒・転落の問題はなくしたいので，段階を区切って 1 年目から高い
目標でやっていきたいと思います。「1 年でできるのはこのくらいだな」と考
えてしまっていたので，「1 年で絶対にここまで行くぞ」という気持ちで目標
を決めます。
実現のためのステップを考えたらいいのですね。確かに気持ちの持ち方で生
み出す成果が変わってきそうな感じです。

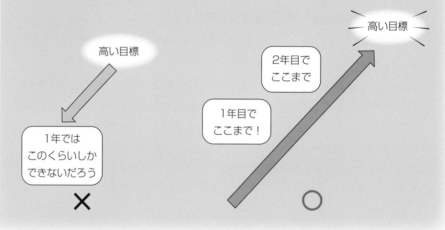

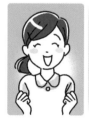

どうしても「無理のないように」と考えてしまう自分がいるので，気をつけ
ます。

「上から落ちてくること」に前向きに取り組めない。

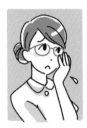

上から落ちてきたことを目標に入れていなかったら，師長さんと部長さんから書き直せと言われました。
私は，患者さんに集中したいので，上から落ちてくることには，あまり興味がありません。

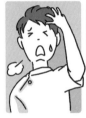

うちの病院は最近お金のことしか言わないので，これでいいのかと思うんです。そんなことを目標にしたくありません。

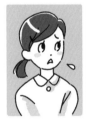

看護師としてのやりがいを大切にしたいのですが，上の方から病床稼働率を上げる工夫をしろと言われています。患者さんのことはいいのでしょうか？

「上から落ちてくる（降りてくる）こと」という言い方があります。
たとえば，
「こんな患者を扱える体制をつくりなさい。」
「もっとこの業務をやって加算をとりなさい。」
「とにかく効率を上げなさい。」
「人は増やさないでやりなさい。」
といったものです。
　患者さんとの最前線で働いている自分たちとして考えたこともなかった発想や，自分たちが大事だと思っていることとかみ合わないことだったりして，「なんで？」「どういうこと？」のような疑問が生まれます。そんなことのためには，なかなか動く気になれませんし，動いたとしても嫌々やることになってしまいます。
　どうしたらいいのでしょうか？

1

2

3

4

5

6

組織の意図を理解して，全面的に取り入れる。

　皆さんは，自分の働いている病院が今，どんな問題を抱えているのか，将来どのような役割を地域で果たす病院になろうとしているのか，知っているでしょうか？
　そして，自分の目標の中に全面的に取り入れているでしょうか？

　目標は自分の想いを書き出すものだという話をしましたが，私たちは組織の中で働いているのですから，「**すべては組織（病院全体，そして看護部）の方針や方向性の中で目標を考えなければいけない**」という前提があることを忘れてはいけません。「上から落ちてくること」に貢献するかしないかは選択肢ではなく，やりたい・やりたくないで決められることでもなく，必ず貢献しなければいけないことです。

　「上から落ちてくること」に疑問や不信感をもってしまい，やる気が出ないというのはなぜなのか。層になっている 2 つの理由があると思います。
　1 つ目は，そもそも，「**自分たち vs. 上の方の人たち**」**という対立構造の立場をとっている**ことです。1 つの組織なのに一体になっていない，そんな組織は存在し続けることができません。「自分たち」と「上の方の人たち」はともに，患者さんのため，地域のために働いているはずです。はじめから，「上の方の人たち」を批判することが目的になっていては，自分も組織の役に立てません（もちろん，労働者の権利の概念は必要ですが，あくまでも目的は，患者さんにとっていい病院であり，経営が成り立ち，働く人が幸せになるという win-win-win でなければいけませんから，立場は絶対に前向きであるべきです）。
　そして，その奥にある 2 つ目の理由は，「**上から落ちてくること」の意図を理解していない**からです。理解をしないで自分の判断軸で判断をするので，「おかしい」「どうして？」となってしまいます。「上から落ちてくること」には必ず背景と意図がありますから，それを理解すれば，「そうだよね」という感覚で自分自身の目標として，意義を感じ，前向きに取り組めます。

　つい，自分たちの目線になってしまいますから，大切なことは，「**上の方の人たち**」**が考えていることを理解する努力を積極的にする**ことです。「上の方の人たち」の考えや意図を自分なりに理解していくと，自分の目線を上げて，いい病院を一緒につくる立場で考えられるようになり，「上から落ちてくること」にも大きな意味合いを感じ，やりがいをもつことができます。

大きな組織になればなるほど，この感覚をもつことが難しいのは事実ですが，大きな組織といえども，結局はそこで働く一人一人で成り立っています。ですから，逆に，大きな組織であればあるほど，そこで働く人たちが「上の方の人たち」の意図を理解して一緒になって患者さんと病院のことを考えているかが大切なことになります。

「上から落ちてくること」には，2つあります。

一つは，**経営のトップ**（院長，事務長，経営企画室長など）からの，いわゆる「**経営目線**」の内容です。「上の方の人たち」は，病院の経営を成り立たせるため，地域に求められる病院として成り立つために，何が足りないのか，何が必要なのかを考えています。新しいことに取り組んで稼ぎを増やしたり，無駄を省いて効率を上げたりする話が多くなります。稼ぎやコストの話になると，「お金のことばっかり」と思うかもしれませんが，「お金のことばっかり」考えないと組織は存在し続けられません。また，大きな変化が必要なことがありますので，「そんなこと無理」と感じてしまうこともあるでしょう。

もう一つは，**看護部のトップ**からの**看護部が目指す姿**の話です。「看護研究を推進する看護部」「チーム医療のハブになる看護部」「一人一人の患者さんの毎日に寄り添う看護部」。どのような位置づけを目指している病院かによって，あるべき看護部の姿も違います。

経営目線の目標（経営目標）も，病院・看護部の目標（組織目標）も，書き出された書類があれば，もう一度出してきて，しっかりと読み込み，内容を把握し，その意図は何なのかを理解できるようにしてください。書類がなくても，普段のやり取りの中でもその内容はある程度わかるでしょう。「いつもうるさく言われていること」に違いありません。

「上から落ちてくること」は，意図を理解して，自分の目標の中に全面的に取り入れなければなりませんが，もとに戻って，ここでもう一度，逆に**忘れてはいけないのが，自分の問題意識と自分の想い**です。

「上から落ちてくること」をやらない人は，組織にとって抵抗勢力で困った人たちになりますが，「上から落ちてくること」だけをやっている人も物足りません。

よく，「トップダウンですか，ボトムアップですか？」という話があります。「トップダウン」は，「上から落ちてくること」をやるというやり方，「ボトムアップ」は，一人一人の問題意識と想いで組織を動かすやり方。「どっちですか？」と，なりやすいのですが，「必要なのは両方」という認識が重要です。どちらか一方では成り立たず，考えなければいけないこと，取り組まなければいけないことは両方です。

つまり，「上から落ちてくること」を全面的に取り入れて，**自分の問題意識や想いと組み合わせる**。これが目標項目を選ぶときの考え方です。

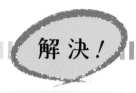

解決！

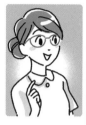

今まで，ちょっと自分の考えばかりでした。目線を上げて，病院全体のことをもっと興味をもって理解するようにしたいと思います。

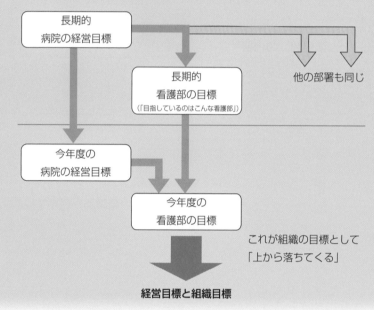

長期的
病院の経営目標

長期的
看護部の目標
（「目指しているのはこんな看護部」）

他の部署も同じ

今年度の
病院の経営目標

今年度の
看護部の目標

これが組織の目標として
「上から落ちてくる」

経営目標と組織目標

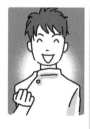

組織の目標を全面的に取り入れて，自分の考えを組み合わせていく，というイメージ，つかめました。目標項目をその両面で考えます。

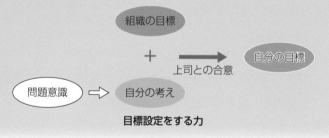

組織の目標

＋

自分の目標

上司との合意

問題意識　⇨　自分の考え

目標設定をする力

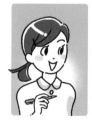

私も，私なりに，病院全体と看護部の大きな目標を理解しなければいけませんね。頑張ります。

この目標項目でいいのか，ほかにもっと重要なことがないかが不安。

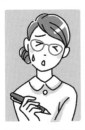

何回も目標を書いたのですが，いつも師長さんに「それよりもこっちの方が重要なんじゃない？」と言われます。
今回も目標を 3 項目立てましたが，まだ何か重要なことが抜けているんじゃないかと不安です。

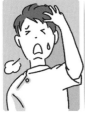

目標を 3 つの項目で決めましたが，本当にこの 3 項目でいいのか自分で自信がもてません。毎年，自分が正しいのか不安です。

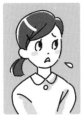

目標は 3 つくらい書きなさいと言われていますが，どうやって 3 項目を決めるのか，自分が考えることが正しいのかわかりません。

　なんでもそうですが，「決める」ということには不安が付きまといます。
　「この 3 項目でいいと思うのだけれども，自分が考えたことが正しいのか？」
　「本当にこれでいいのだろうか？」
　「ほかに何かあるかもしれない？」
　つかみどころのない不安が残ってしまうことがあります。
　何年か繰り返すと不安も感じなくなったりもしますが，結局は師長さんや部長さんに「重要なことが抜けている」という指摘をされてしまうということもあります。
　どうすれば，「これです！」と自分でも思えて，自信をもてるようにできるのでしょうか？

すべて書き出してみてから，重要なことを選ぶ。

　仕事の仕方は，極端な言い方をすると2通りに分かれます。

　1つ目は，「思いついたことでやる」という方法。

　もう一つは，「論理的に系統立ててやる」という方法。

　最初の「思いついたことでやる」というのは，

　①「まず，これが重要だ。」

　②「そして，これが次に重要だ。」

　③「後は，何だろう？　3つ目はこれだろう。」

という思考のパターンです。

　「大事なことを3つ決めなさい」と言われると，大体こんな思考になってしまいます。いろいろ考えてはいるつもりで，その中から大事なことを出しているつもりですが，実際は，そのときに思いついたことだけで決めてしまう，というパターンです。

　このやり方だと，自分なりに選んではいても，心のどこかに「本当にトップ3はこれでいいのだろうか？」「ほかには何かなかったかな？」という疑問や不安が残ってしまいます。目標の項目を決めるときに，「これでいいのだろうか？」となるのは，この思考のパターンで選んでいるからです。

　そこで，2つ目の「論理的に系統立ててやる」アプローチです。難しい言い方になってしまっていますが，やるべきことはシンプルです。

　① まずは，何がありうるか，思いつくことを全部出す。

　② 出したことをグループ分けして，同じようなものを統合して，整理する。

　③ 全体が見えたら，最後に重要なことを選ぶ。

　こうすることで，選ばれた項目には，自分なりの自信がもてます。ほかのこともいろいろと考えた結果として選んだいくつかの項目ですから，「ほかに何かあるかも」というつかみどころのない不安を感じることはありません。

　たとえば，「思いついたことでやる」で目標を3つ決めてしまうと，それを師長さんに見せたとき，師長さんとのやり取りはこうなります。

　「目標項目にあれは入れなくてもいいの？」

　「あ，そうですね。考えていませんでした。入れます。」

師長さんから見たら，もっとちゃんと考えてほしいな，という感想になるでしょう。残念な状況です。

逆に，「論理的に系統立ててやる」で3項目を決めていると，非常にいい会話になります。

「こんなことは入れなくてもいいの？」

「はい，それも考えたのですが，ここに出した3つの方が重要だと思いました。どうでしょうか。この3つに私は集中するのがいいと思いますが。」

「そうね。じゃあ，この3つで行きましょう。」

師長さんから見たら，よく考えている頼れる人材と感じられると思います。

「全部出す」は自分の「思いつくことでやる」わけですから，自分が思いつけなかったことを師長さんや部長さんから指摘されることもあります。

しかしながら，「思いついたことでやる」とは全く違います。**自分で考えられることをすべて考えた後**の会話ですから，この指摘はいいアドバイスになるでしょうし，**新しい視点**として勉強になります。上司は自分よりも経験があったり，幅広くものを見る力をもっていたりして，自分で書いた目標をさらによくするアドバイスをくれるわけですから，これこそが，上司との理想的なやり取りなのです。

何よりも大切なのは，**自分の力を振り絞って，「全部出す」を，しっかりと時間をかけてやる**ことです。自分が問題だと思うこと，仲間と話していること，師長さんや部長さんから普段言われていること，医師やほかの部署の人と話していること。すべてを一度思い出して，1枚の紙の上に書き出すことです。頭の中でやるのではなく，書き出すことですので，どんな方法でもいいと思いますが，付箋紙に一つ一つを書いていくと，後で整理がしやすくなります（**Step 4のコツ28**で詳しく紹介します）。

コンサルティング会社のBarbara Minto氏が確立したという"MECE"（Mutually Exclusive, Collectively Exhaustive）という言葉を聞いたことがあるでしょうか。「もれなく，ダブりなく」という意味です。**質の高い思考と正しい判断のためには**，MECEで考えることが決定的に重要だと言っています。MECEで考えよう，と言うとまた難しい話になってしまいますが，「**全部出す**」「**整理する**」「**選ぶ**」，こんなシンプルなことをやれば，実際にはMECEになってしまうのです。

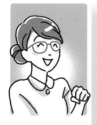

いつも師長さんに「これはやらなくていいの？」と言われて，「そうですね，やります」と言っていました。自分で自信をもって「この3項目です」って言えなかったのですから，当然ですね。

今回は，そんな会話にならないように，自分なりに考えるべきことをしっかり考えた上で，まとめたいと思います。

「全部出す」を明日，しっかりやってみます。

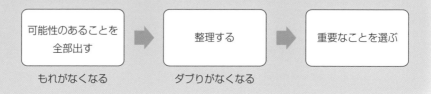

可能性のあることを 全部出す	➡	整理する	➡	重要なことを選ぶ
もれがなくなる		ダブりがなくなる		

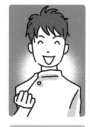

確かに全部をもれなく一度考えたかと言えば，そんなことはやったことがありませんでした。

ちゃんと，この方法でやって，目標項目を選びたいと思います。自分で自信をもった3項目をまとめたいと思います。

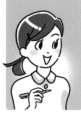

どうやって3つを考えたらいいのか全くわからなかったので，この手順を教えてもらってよかったです。イメージできるようになりました。

いろいろあって，ぐちゃぐちゃになってしまう。

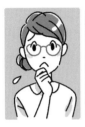

最近，自分も力がついてきたからか，いろいろなことに気づいて考えられるようになったのですが，いろいろとある分，どうしても混乱してしまいます。混ざってしまって，自分でも何が何だかわからなくなってしまい，うまく目標の項目立てができません。

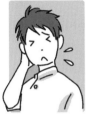

いろいろと考えていると，自分がやりたいことが次から次に出てきてごちゃごちゃになって，わけがわからなくなります。

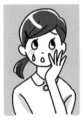

思いついたことを私なりに全部出してみたのですが，いろいろとあって，逆に何が何だかわからなくなってきました。どうしたらいいでしょうか？

　いろいろなことをしっかり考えようと思うと，いろいろなことが出てきて，いつまで経っても何か混乱して，どう考えていいのかわからなかったり，こういうことか，と思ったことをもう一度考え直すと，違う感じがしたり，結局，何が何だかわからなくなってしまいます。

　的確な目標立てをするために，この「いろいろあって，わけのわからない感じ」からどうしたら抜け出せるのでしょうか？

「患者にとっての価値」「財務の健全性」「仕事の仕方と仕組み」「人材と組織」の4つの領域で分けて考える。

　いろいろなことを考えれば考えるほどよくわからなくなって，何を目標にしていいのか混乱してしまいます。混乱しているときは，いろいろなことが混ざってしまっているので，まずは，一つ一つに分けて整理をします。目標の項目を整理するコツは，次の4つの領域に分けて考えることです。

　今年度実現したいこととして，
　①「患者にとっての価値」：患者に提供するべきことを提供する。
　②「財務の健全性」：収支を成り立たせる。
　将来のための体制づくりとして
　③「仕事の仕方と仕組み」：仕事をうまくやる方法や仕組みを確立する。
　④「人材と組織」：人を採用，育成し，組織力を高める。
があるとします。

　最初の項目「**患者にとっての価値**」は，最も重要な領域です。コンセプトとしては「顧客に提供する価値は優れていなければいけない」ということで，これは，病院にしても企業にしても，**あらゆる事業体にとって，社会で存在できるかを決める要素**です。看護部としての目標である「看護の質を高める」「今までに提供できていなかった新しい看護を提供する」「安全を提供する」などがこの領域に整理されます。

　たとえば，あるレストランに行ったとしましょう。ディナーです。金額的には安くはありませんが，「こんなおいしい料理はほかでは食べられない」「行ってよかった」「お金を払った価値がある」と感じ，さらに，雰囲気もよく，働いている人も感じがいい。こうであれば，「また行こう」「次もここを選ぼう」ということになり，「あそこはよかったよ。行ってみたら？」という話をまわりの人にするでしょう。

　逆に，「こんなものならどこでも食べられるな」「お金とられてまずいものを食べさせられた」と思ったり，「この店はこれほど待たせるのか」「スープを膝にこぼされて，火傷をしそうになったよ」ということがあれば，もうそこには行かないでしょうし，「あそこはよくないよ」とまわりに悪い評判を広めることになります。

　医療施設でも全く同じことが起こっています。患者さんが「あの病院に行ってよかった」と思ってくれれば，また来てくれますし，家族や友人にすすめてくれます。「あの病院はたいしたことないよ」「ひどいんだよ」という体験をしてしまえば，二

度と選ばれませんし，悪い評判が広がり，結果，地域と社会には必要のない病院になります。病院のすべての部署にとって，病院として選ばれるための価値を患者に提供することが，目標項目を設定する上で最も重要です。

　看護部の役割は，「選ばれる病院になるだけの十分な価値を，看護の機能として患者に提供する」ということです。

　2番目の項目「**財務の健全性**」は，民間企業の話のように聞こえるかもしれませんが，病院でももちろん，たとえ公立の病院でも，**収入と支出のバランスが成り立っていなければ存在ができません**ので，「患者にとっての価値」と同等に重要な領域です。どれだけ患者さんが満足していても，入ってくるお金と出ていくお金とで，出ていく方が多い状態が続けば，その施設はそこで働く人に給料を払えなくなってしまいます。「病床稼働率を上げる」や「加算をしっかりとる」ことなどで収入を増やすこと，物品や人件費などの効率化で支出を減らすこと。これらが，この領域に当てはまります。

　そして，3番目の項目「**仕事の仕方と仕組み**」は，うまく仕事をする方法を確立することです。その場しのぎでやっている，誰かに大きな負担がかかる状態でやっている，これでは続きませんし，将来，生き残る組織にはなりません。「患者にとっての価値」「財務の健全性」のために，どううまく仕事をするのか，どんな優れた仕組みをつくるのか，これらがこの領域に当てはまることです。

　4番目の項目「**人材と組織**」は，採用や育成に関わるもの，つまり，組織力を上げるためのものです。言うまでもありませんが，力のある人を採用し，育成し，組織力を高める，これは何をするにしても基礎となることです。

　3番目と4番目の2項目は，1番目の「患者にとっての価値」，2番目の「財務の健全性」の目標を達成するための方法です。しかしながら，**組織は将来目指すことを実現するために（あるいは最低でも生き残るために），「仕事の仕方と仕組み」「人材と組織」という2つの基礎力を常に高めておかなくてはなりません**。つまり，1年の目標だけを考えれば，目標の項目は「患者にとっての価値」と「財務の健全性」だけになり，ほかはそれを達成する方法になりますが，将来のために「仕事の仕方と仕組み」をよくすることと「人材と組織」を強くすることは，目標の項目として考えておくべきことだということです。

　気がついた人もいると思いますが，この4項目は，BSC（Balanced Score Card）の4項目ととても似ています。そもそもBSCは，「財務的な結果だけで組織を評価するのでは不十分で，中長期的な要素を評価しないとその組織の強さは測れない」という考え方から生まれた項目立てですから，とても似た項目になっているのは偶然ではありません。組織にとって大事なことは，この4つの項目に整理されるということで，この大事な4項目が目標の項目となるのです。

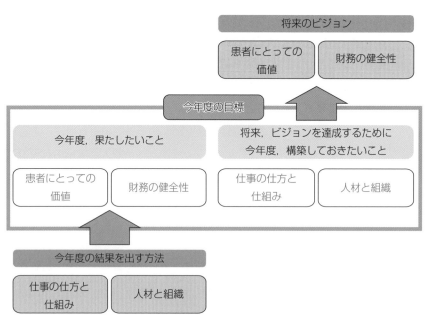

目標項目の考え方

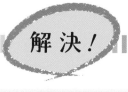

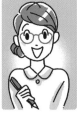

「仕事の仕方と仕組み」と「人材と組織」は，「手法」なのか，「目標」なのかとよくわからなかったのですが，これで明確です。

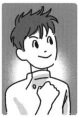

整理ができてすっきりしました。今までごちゃごちゃでした。

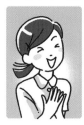

これで考えてみます！　例もよくわかりました。具体的に考えてみます。

では，4つの領域，具体的にはどんなこと？

　4つの領域に当てはまることを，それぞれリストアップしてみましょう。典型的な目標テーマです。皆さんが思いついた目標の項目がほとんどカバーされていると思います。すべてがリストアップされていないでしょうが，近いことを見つけて自分の扱っている目標項目がどの領域に当てはまるのかを確認してみてください（次の **Step 3** の**コツ 18 ～ 21** でこの4領域それぞれの考え方と書き方を，詳しく説明します）。

患者にとっての価値

・疾病の回復・予防
・苦痛の緩和
・新しい領域への対応と質
・健康・ADL の保持・増進
・退院後の QOL

・安全であること
・衛生が守られていること
・快適であること
・尊厳が守られていること

・困らない（患者と家族）
・安心できる，不安を感じない（患者と家族）
・納得，満足（患者と家族）
・心の支え（患者と家族）

財務の健全性

・収入（稼ぎ）
　　患者数，受け入れ数
　　病床稼働率，回転数
　　単価
　　加算の獲得

・支出（無駄の削減）
　　物品コスト
　　活動コスト
　　人件費・超勤コスト（生産性）

仕事の仕方と仕組み

・業務のリワークや歪み解消とノウハウ化，
　マニュアル化
　　部署内連携
　　医師・他部署（職種）との連携（チーム
　　医療）
　　地域連携
　　情報管理，時間管理，物品管理の仕組み

・法令順守の仕組み（医療，労務）

・組織内支援体制
・危機・災害対応体制

人材と組織

・個々の能力開発・成長
・リーダー，管理職の育成
・問題のある人材の支援

・チームとしての機能向上・機能確立

・前向きな気持ち，やりがいの醸成，不満の
　解消
・組織の雰囲気，文化

・必要とする人材の採用
・人材の流出防止

主な目標の項目 ➡ 自身の状況に合わせて具体化

目標を一つ一つ
具体的かつ
シンプルに書く

Writing simple and specific objectives and goals,
one by one.

　このステップでは，具体的な目標の書き方を解説します。自分の思っていることを書き出すのは簡単ではありませんが，ここで出てくる「コツ」を参考にすると，書きやすくなるでしょう。

　最後は，具体的だけれどもシンプルな「わかりやすい」目標になることを目指します。もやもやが残らずに，「これだよ！」と自分で思える目標に行き着けるように頑張ってみましょう。

とは言っても，実際，漠然としてしまい，どう書いていいのかわからない。

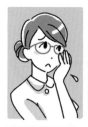

「現状をよくしたい」という気持ちを私は本当にもっているのですが，「目標は『ありたい姿』を書く」と言われると，「安全な看護が提供できている状態」というような漠然としたものになってしまいます。
具体的にはどう書いていいのかが，実はよくわかっていません。

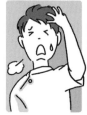

何をしたら，目標をうまく書けるようになるのでしょうか？
どうしても，今までの書類を見て，コピペをしている感じになってしまいます。
で，結局，「患者さんが入院中，安心して過ごせる状態」となってしまいます。
漠然としているので，これでいいのかと自分でも思います。

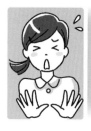

目標管理の本を読みましたが，やっぱり，どう書いたらいいのかよくわかりません。どう書くのか先輩に聞いたのですが，先輩もよくわからないと言っていました。

　「目標を書くとは，『あるべき姿』『ありたい姿』を書くことだ」という言い方をします。
　確かに，そうだということはわかっていても，それをどう具体的に書いたらいいのか，目標を書くということはとても難しいことです。
　なかなかまわりに「こう書くんだよ」と自信をもって教えてくれる人がいないというのが現状だと思います。
　「『あるべき姿』『ありたい姿』を書く」となると，看護の質は大事だし，安心・安全を提供しなければいけないよね，となって，まるで，「看護のあるべき姿」のような大きな話になって漠然としてしまいがちです。
　どうしたら，いい目標になるのでしょうか？

タイムトラベルをして，今の状態との違いを具体的に描く。

　目標をうまく書くためのコツは，**タイムトラベルをするイメージで考える**ことです。

　最初に，未来のどの時間，何年の何月何日に行きたいのか，タイムマシーンに**日付をセット**します。まずは，これがとても重要なポイントです。今年度の目標であれば，今年度最後の日，来年の3月31日です。日付を意識することで，その日の様子をイメージすることができるようになります。

　来年の3月31日，「どうありたい」でしょうか？　「どうあるべき」でしょうか？
　その日，患者さんはどんな様子でしょうか？
　その日，報告されている財務の数字はどんな数字でしょうか？
　その日，仕事はどのようにうまくできている状態でしょうか？
　その日，皆はどんな力をつけて，どんな活躍をしているでしょうか？
　このイメージを膨らませ，イメージを具体的にします。**前向きな気持ちで明るい未来をイメージする**ことが重要です。ワクワクする状態を思い描いてください。

　ただ，**決まり文句のように使われる言葉には，具体性が十分にない**，ということがよくあります。それは，「向上している状態」「改善している状態」といった書き方です。これでは「その日の状態」ははっきりしません。よくしたいという方向は正しいのですが，**具体的にどのくらいいい状態なのかを描く必要がある**ということです。「目標」は，英語では goal とも言います。つまり，「行き着きたいところ」です。「向上している」「改善している」，これらは行き着くところが決まっていませんから，goal とは言えないということです。

　なぜ，行き着きたいところを明らかにしておかなければいけないかと言うと，2つ，理由があります。
　一つは，（何度も繰り返し出てきた問題ですが）「こんな状態になっているところまで行きたい」を明確にしておかないと，「できるところまでやる」だけ，という話になります。
　そしてもう一つは，目標の意味が大きく変わり，必要なアクションが決まらないということです。たとえば，「できるだけ北にいよう」というのと同じ状態になってしまいます。

「この県の北」にいたいのか，「日本の最北端」にいたいのか，「北極点」にいたいのか，同じ「北」の方向性であっても，行き着きたいところが違えば目標の意味が大きく違い，その後，何をやらなければいけないのかが全く違うということです。「この県の北」なら，車の手配とマップの準備をすればいいでしょう。「北極点」ならば，体力を徹底的に鍛え，資金集めをしないといけないでしょう。

　また，ワークショップの中でよくこんな会話をします。
「何を目標にしましたか？」
「はい。『安心で安全な看護を提供できている状態』が目標です。」
「そうですか。では，今，患者さんは不安で危険な状態なのですね。それは大変です。」
「いえいえ，そういうわけではありません。」
「では，目標の『安心で安全な』というのは，**今と何が違うのですか？**」

　「安心で安全な状態」や「質の高い看護を提供できている状態」，これもよくある表現です。漠然としていて，何をどうよくするのかがわかりません。ポイントは，**「今と何が違うのか」が明確である**ことです。
　タイムトラベルをして未来のある日に行ったら，その日の様子は今と何が違うのか，ぜひ，これを明らかにしてください。そうすると，目標は具体的になります。

○ **今日の患者さん**は何を体験して何を感じていて，
　　来年の３月 31 日の患者さんは何を体験して，何を感じているのでしょうか？
○ **今日，集計されている財務に関わる数字**はどんな数字で，
　　来年の３月 31 日に集計される数字はどんな数字を見たいのでしょうか？
○ **今日の業務**は何がうまくいっていなくて，
　　来年の３月 31 日にはどのようにうまく業務を行っているのでしょうか？
○ **今日の皆**はどんな力をもってどんな貢献をしていて，
　　来年の３月 31 日には誰がどんな力をもってどんな活躍をしているのでしょうか？

　目標を書き込むシートは，目標を書く欄だけがあるのが典型的ですので，おすすめするのは，別々の紙に**目標とする状態と今の状態を対比させて書き出す**ことです。**Step 2** の**コツ 8** で紹介した，左下に「現在の状態」を書いて，右上に「目標」を書くフォーマットです。このフォーマットに，今の状態とタイムトラベルをしたその日の様子を，違いが何かがわかるように，しっかりと書き出してみてください。

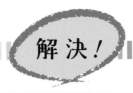

解決！

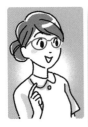

「タイムトラベル」ですね！　確かに，日付を決めると，イメージができやすくなります。

それと，「今との違い」，ここを意識すると目標が具体的になります。今までは，ちょっと漠然としすぎていたことがよくわかりました。

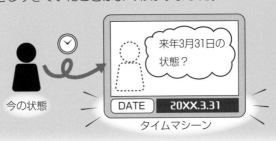

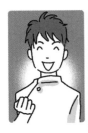

特に違いをはっきりさせたいので，このシートに書き出してみました。

こう書いてみると，何をどうよくしたいかが明確になりました。

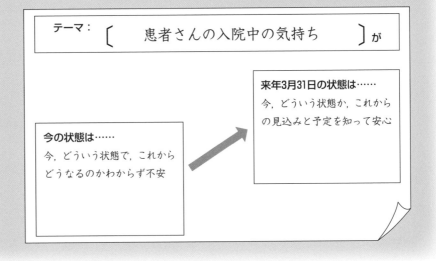

テーマ：〔　　　患者さんの入院中の気持ち　　　〕が

来年3月31日の状態は……
今，どういう状態か，これからの見込みと予定を知って安心

今の状態は……
今，どういう状態で，これからどうなるのかわからず不安

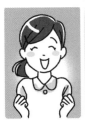

今の様子 vs. その日の様子，比べられるようにして書けば，確かに目指すことがはっきりしますよね。書いてみます。

うまくできるようになって，来年度は後輩に教えてあげられるようになりたいと思います。

問題を解決することと理想を実現することが混ざってよくわからなくなる。

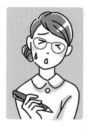

「皆が笑顔で看護にやりがいを感じて仕事をする職場」を目標に書いていたら，師長さんが，「と，いうよりも，離職を減らしたいよね」と言っていました。私もこれを目標にしようと思ったのは，今年，「やりがいを感じない」と言って離職したスタッフが 2 人出てしまったからです。確かに離職をなくすことは絶対にやらないといけないのですが，目標としてはそれだけでいいのか，疑問が残ってしまいます。
とは言っても，どう整理して考えたらいいのかよくわかりません。

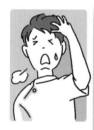

「患者さんが満足する看護」という目標を書いたら，師長さんにアドバイスをもらいました。
「今は不満があるということ？　不満をもつ人がいるなら，絶対になくさないとね。『すべての患者さんが不満を感じない』を目標にしたら？」
確かに，そうかな，とは思ったのですが，特に今は不満をもっている人がいるというわけではなさそうなので，何か違う話になってしまった気がします。なんだか混乱しています。
いろいろ考えるとよくわからなくなってしまいます。

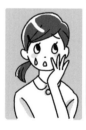

「質の高い看護を提供する」を目標にしようと考えています。
目指すことは間違っていないと思うのですが，なんだか漠然としていますよね。

　目標には，問題をなくす話がありますし，理想を実現したいという話もあります。いろいろな発想があるので，ぐちゃぐちゃになってしまいます。「今と目標の違い」を明確にするために，自分の考えていることをうまく整理する方法があるといいですね。

「問題をなくす」「問題を起こさない」「よい状態を維持する」「よりよい状態にする」の 4 つで区別する。

　目標は，① 今の状況がどのような状況なのか，② それをどうしたいか，の組み合わせで，4 つのケースに分かれます。

　コツ 14 で紹介した「タイムトラベルで未来の状態を描き，今との違いを明らかにする」とき，自分が書こうとしていることがこの 4 つのうちのどの内容なのかを明確にすると，目標の内容が明確になり，書き出しやすくなります。

　1 つ目は，「問題が起こっているので，問題をなくす」という内容です。

　今の時点で，問題，つまりマイナスのことが起こっているので，それを起こらないようにする，という目標です。たとえば，「転倒・転落のアクシデントをなくす」「人間関係の問題で離職する人をなくす」「退院後にすぐに入院になる患者をなくす」などです。

　スタッフの手指衛生が徹底できていないという問題があって感染のリスクがある，といったこともこの例に当てはまるでしょう。**起こっていてはいけないことが起こっているのでそれをなくす**，という内容の目標です。

　「問題をなくす」ことは，「できるだけ減らす」で終わってもいいのかをまずは考えなければいけませんし，さらに高い目標にするならば，**Step 2** の**コツ 10** で触れたように，「早くやる」ということ，スピードが必要です。「1 年後にこの問題がなくなっているようにする」という目標と，「これを 1 か月で実現する」という目標とでは，成果として，組織にとっての価値として，大きな違いがあります。

　2 つ目は，「問題は起きていないが，これからも問題を起こさない」という内容です。

　今は問題が起きていない状態で，絶対にマイナスなことが起こらないようにと取り組む内容の目標です。たとえば，組織の拡大で新人が増えた場合などでは，「今までは事故が起こっていなかった状態だったけれども，これからも絶対に事故を起こさない」といった内容です。

　通常のルーティン業務を支障なく遂行するということだと，基本的なこととして難易度が高い目標にはなりませんが，内部的または外部環境的に難易度が上がる要素があるときには，重要な目標項目になります。

　3 つ目は，「よい状態になったので，よい状態を維持する」ことです。

たとえば，困難なことを果たした次の年，一度うまくいかせることができたものがもとに戻ってはいけません。維持することは重要ですし，しかも維持することが簡単なことではない可能性があります。

　最後，4つ目は「**今よりも，よりよい状態にする**」ことです。
　これは，これまでの説明で前提にしてきた内容です。未来をつくる目標です。この目標は，特に困っていることを扱う目標ではありませんから，自分が「よくしたい」という気持ちをもって，主体的に考えなければ出てこない目標です。

　またここで「高い目標」の話に戻りますが，最初の3つ，「問題をなくす」「問題を起こさない」「維持する」は，重要なことではあっても，**通常の業務で達成してしまうような，「高い目標ではない」目標になる可能性があります**ので，その先，**1つ高いレベルを考えて，4つ目の「よりよい状態にする」を組み合わせて考えてみる**といいでしょう。
　たとえば，
○「問題が起こっているので，問題をなくす」＋「よりよい状態にする」で，
　　⇒「患者さんからの苦情をなくす」＋「『いい病院だ』と思われる」
○「問題は起こっていないが，問題を起こさない」＋「よりよい状態にする」では，
　　⇒「感染を起こさない」＋「感染予防の効果的で効率的な仕組みができている」
○「よい状態になったので，よい状態を維持する」＋「よりよい状態にする」だと，
　　⇒「不安なく退院することをすべての患者さんで続ける」＋「退院後も困らない」
　取り組もうと思っていることのその1歩先，1つ高いレベルのところは何なのだろうか，と考えてみるというイメージです。

　実はこの次の**コツ16**で，「2つの違うことを組み合わせてはいけない」という話をしますので，違うじゃないかと思うかもしれませんが，2つの違うことを組み合わせるのではなく，扱っているテーマについて，手前の目標と，その先に何があるのかを考えて，**1つのテーマを2段階で考える**ということです。**コツ10**で触れたとおり，高い目標は「その1年目」で取り組むこともありえますので，難しい問題であれば，2年目，3年目に先があるイメージで，たとえば1年目が「問題をなくす」「問題を起こさない」「維持する」が適切な目標かもしれません。
　自分が書き出そうとしている目標がこの4つのパターンのどの話なのかを明確にすると，自分自身の考えが明確になります。

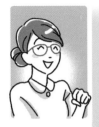

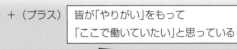

＋（プラス）　皆が「やりがい」をもって「ここで働いていたい」と思っている

０（ゼロ）　「やりがいを感じない」という離職が起こらない

－（マイナス）　「やりがいを感じない」という離職が起こっている

「やりがいを感じない」という離職の問題と，私がイメージしている「やりがいを感じる職場」の関係が整理できました。

まずは，この理由で離職があってはいけないと思いますので，１段階目の明確な目標にします。最初の３か月でしっかりやります。年度末までには皆がやりがいを感じるようにしたいと思います。

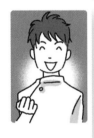

① 問題をなくす：　マイナスをゼロに　

③ よい状態を維持する：　プラスをプラスのまま　

② 問題を起こさない：　マイナスにしない，マイナスを起こさない　

④ よりよい状態にする：　ゼロをプラスに，プラスをよりプラスに　

この４つのパターンで考えると，私が取り組むべきだと思っている目標は４番目のタイプです。今は特に明らかな問題はありませんが，よりよくしたいということです。師長さんは１つ目のパターン，問題がある話だと思われたのですね。かみ合わない気がした理由がわかりました。

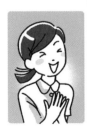

「質の高い看護」を目標にしていたのですが，今はどうなのかと言うと，全部ではないのですが，「質が高くない」部分，反省しているところがあるので，このマイナスを早くなくす，という目標にします。

1

2

3

4

5

6

レベルが高くないといけない気がして，長い文章の目標を書こうとする。

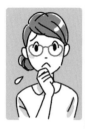

「日本看護協会が提唱するヘルシーワークプレイスを実現し，看護のやりがいが向上し，心身の疲労が減少する。」
ちゃんと，いろいろなことを考えている感じにはなっているんでしょうか？
まだ内容が薄いでしょうか？　私もそろそろ，スタッフレベルではいけないと思いますので。

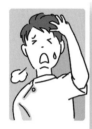

「カンファレンスを週2回，定期的に実施することで情報が共有され，継続性のある看護を提供する。」
ある程度，内容が充実した目標が書けた気がします。ただ，病院のフォーマットの目標を書き込む欄が小さくて，字を小さくしないと入りません。なぜ，書き込む欄はこんなに小さいのでしょうか？

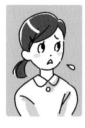

「『いい看護』を提供する。」
シンプルすぎて恥ずかしいので，3行くらいにしないといけないと思っています。ちょっと考えてみます。

　目標を書いてみると，最低3行くらいになっていれば，十分な感じがして安心できます。逆に，とてもシンプルなものになってしまうと，なんだか稚拙な感じがして，いろいろと文字を足さないといけない気になってしまいます。
　「長く書きたくなる」心理，**「長いと安心する」心理**，ほとんどの人にあると思います。
　しかしながら実は，いい目標を書くためには，この感覚は180度変えなければなりません。

1つの目標は1行のシンプルなものにする。

　いい目標は，本当にびっくりするほどシンプルです。

　目標とは，毎日，職場に向かうときに，「さあ，今日も○○○のために頑張るぞ」と考えるべきことですから，この「○○○」は頭に残るほど簡単なことでなければ目標として機能しないということです。目指すのは，できるだけシンプルな文章です。

　一度書いてみた1つの目標が2行や3行になったら，複雑すぎると思ってください。何とか1行になるまで，書き出された内容を検討することです。

　私たちは子どものころから学校で国語と英語を勉強してきて，間違った感覚をもってしまっています。それが，この「難しい文章はレベルが高い」という感覚です。学年が高くなればなるほど，題材の文章が複雑で難しいものになっていきます。それは読み解く力の訓練であり，読み解ければ人生が豊かになるというのは間違いではないのでしょうが，自分が書類を書くときにそれを当てはめて，「難しい文章はレベルが高く，簡単な文章はレベルが低い」，こんな感覚を私たちはもってしまっているのです。

　仕事の世界は全く逆です。**仕事の世界のコミュニケーションは，わかりやすさが勝負**です。難しいことをどれだけ簡単な話にできるか，それが重要なスキルで，難しいことを簡単にできる人ほど能力が高いということです。自分の書き出したものが，自分の言いたいことを正確に表現している限り，**シンプルになったものが素晴らしい目標の文章**だということです。

　書き出したものがシンプルなものになったらいけないと不安になって，より複雑で難しい感じにわざと書いたりしてしまいますが，これは全く逆の方向です。「よく考えたのでシンプル」なのです。

　ただ，逆に，シンプルがいいと言って，具体性のないシンプルさではダメですから，ここは，**コツ14**のタイムトラベルの話に戻り，その日をイメージして，イメージが十分伝わるような言葉をしっかりと入れ込んだ目標であることです。「よく考えていないので不十分」にならないようにしなければいけません。

　1行のシンプルなものにならない場合は，**内容に根本的な問題がある**ことがほとんどです。一番多いのは，**いくつもの目標が混ざっている**場合です。たとえば，

　「残業がなく，皆がやりがいをもって，成長しながら働き，患者さんと家族が喜

ぶ安全な看護ができる。」

　なんとなく，響きのいい言葉が並んだ立派な目標のように思えます。しかしながら，ここには，

　　①「残業がない職場」

　　②「やりがいがある職場」

　　③「成長できる職場」

　　④「患者と家族が喜ぶ看護」

　　⑤「安全な看護」

と，5つの違う目標が混ざって入っています。この中で本当に目標にしたいと思っていることは何なのでしょうか？　その1つに絞れば，1行の明確な目標になります。もし，この5項目すべて大切なことだ，と言うのならば，すべてを目標にして取り組むのはいいのですが，5つの**違う項目として別々に扱う**ことです。**いくつもの要素が混ざったことを1つの目標として扱うことは，決してできません。**

　以前，私は英語を使うとき"and"を多用していたようで，アメリカ人の上司から，「違う2つの話を"and"でつないで話すな」と言われ，「英語って難しいな」と思ったのですが，実は，これは英語だからではなく，「2つの違うことは2つの話に分けて考える」という原則の話だったということです（何年も経ってからわかりました）。

　違う話を混ぜてしまっていないか，確認してください。混ざっていたら，**どれか1つに絞るか，分けて別々の目標にするか，**のどちらかです。

　また，別のタイプの，長くなってわかりにくい目標の書き方として，「**〇〇することで，△△する**」というものをよく目にします。たとえば，

　「パートナーシップ制度を導入することで，安心して看護ができる状態」

といったものです。長くなっているのは，「〇〇することで，……」とあるのが問題です。目標の中に「〇〇すること」という「**やること**」が入ってしまっているので，実際の意味合いとしては「〇〇すること」が目標になっています。この場合，「パートナーシップ制度を導入する」ということ自体が目標になってしまっているということです。「やること」が目標になると，**Step 2のコツ5**で解説したとおり，「やるのはやったけれども，何がよくなったの？」という状態になってしまいます。

　「〇〇することで」が入った目標になってしまったら，「〇〇することで」の部分，ここで言えば，「パートナーシップ制度を導入することで」は**すべて削除**してください。すると，残ること，「安心して看護ができる状態」，これが目標ということになります（で，これは本当に目標にしたいことだったのかを検討します）。

　1つの目標は1行。ぜひこれを目安にして，目標を明確でわかりやすいものにしてください。

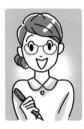

「日本看護協会が提唱するヘルシーワークプレイスを実現し，看護のやりがいが向上し，心身の疲労が減少する。」

これは確かにいくつかのことが混ざって，重なりがある状態でした。分けると，

① 日本看護協会が提唱するヘルシーワークプレイスを実現

② 看護のやりがいが向上

③ 心身の疲労が減少

ですので，②と③を目標の内容にしたいと思います。②と③はヘルシーワークプレイスの一部だと思いますし，まずは，②と③をしっかりと両方，別々の目標にしてタイムトラベルで具体的になるように書き直します。

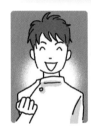

「カンファレンスを週2回，定期的に実施することで情報が共有され，継続性のある看護を提供する。」

これを目標にしようと考えていましたが，「カンファレンスを週2回，定期的に実施することで情報が共有され」というのは「やること」ですから削除すると，

~~カンファレンスを週2回，定期的に実施することで情報が共有され，~~ 継続性のある看護を提供する。

ですね。確かに，「継続性のある看護を提供する」，これが，私がしっかりやらなければいけないと思ったことです。こんなにシンプルなのでびっくりしましたが，これが私の考えていることです。

後は，「継続性のある」というのがどういうことなのかを書き出さないといけないですね。

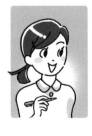

私は今のところ，自然とシンプルになっています。意味が十分に伝わらないといけないので，「いい看護」ではダメだと思いますが，シンプルにすることは心掛けていきたいと思います。

一度書けたら，「これでいいか」と済ませてしまう。

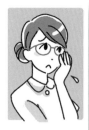

「人材と組織」の目標を，「2年目のスタッフが『気を配る』力をつけている状態」としました。
いろいろと考えて先週書いたのですが，今日，師長さんとの確認の面談があったので，プリントアウトして読み返したら，自分でも，「気を配る」とはどういうことなのか，具体性が足りなくてもうちょっと考えないといけないと思いました。師長さんに見せたところ，思ったとおり，「『気を配る』力って，具体的にはどういうこと？」と聞かれました。考え直します。

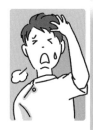

「リフレクションを常にする病棟」，これを目標として書いていました。
先週，後輩に「反省をいつもすることですよね」と言われました。微妙に違うと思うのですが，よく考えると，何が違うのか自分自身よくわかっていないかもしれません。よく使われる言葉なので，自分たちがレベルアップしたくて，この言葉を入れましたが……。

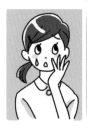

「安心・安全な清潔ケア」と目標を書いていましたが，師長さんに「安心・安全な清潔ケアってどういう意味？」と聞かれました。
確かに変でした。書いたときにはこれでいいと思っていたのですが。

　せっかく目標を書いているのですが，目標を書くのは本当に大変なので，「書けた」という状態になると，「難しいことを考えるのはこれで終わりだ」「もう見直したくない」という心理になってしまい，十分な見直しができていなくて，中途半端になってしまっていることがよくあります。

正確で意味のわかる言葉に徹底的にこだわる。

　目標は，自分のエネルギーを特定のことに集中するために書くのですから，**内容が明確でなければ，目標として役目を果たすものにはなりません。**

　日本語と日本語のコミュニケーションはとてもあいまいです。よく考えると意味がよくわからない言葉や表現が頻繁に使われます。そんな言葉と文化で育った私たちは，あいまいに慣れてしまっているために，あいまいであることがあまり気にならず，あいまいのまま済ませてしまいます。あまり正確に言葉の意味をとらえようとしないので，もっと問題なのは，てきとうな状態になってしまっていても平気で済ませてしまうということです。

　いい目標を書くためのコツの一つは，**言葉と表現に徹底的にこだわり，意味が具体的に明確になるようにする**ということです。たとえば，
　　○「安心」な看護
　　　「安全」な看護

　　○「成長できる」職場
　　　「やりがいのある」職場

　　○ ADL を「下げない」
　　　ADL を「上げる」
　これらは，同じような意味のようですが，全く意味が違います。自分の書き出した言葉が，本当に自分が意図している意味になっているのか考え直し，書き直し，**一言一言にこだわること**です。
　あいまいな言葉遣いをしてきた私たちにとって，この作業は簡単ではありませんが，ここで頑張ることが，**目標を書く力をつけるためのカギとなるポイント**です。

　言葉や表現自体が「あいまいで明確でない」ことも，よくあります。大まかな分類としては，次の3つのパターンがあります。

① 漠然としていて具体性が足りない言葉や表現
　あくまでも例ですが，
　　○「自分らしい」看護

○「患者のことを一番に考える」看護

○「スムーズに」業務ができる

○ 職場環境を整える

　響きはいいのですが，具体的にどんなことを言っているのかわかりません。自分の頭の中にあるこの言い方は「何を意味しているのだろうか」を考えて，具体的に書き出すことです。

　「自分らしい」は，「機械的ではなく，自分で考える」という意味でしょうか？

　「患者のことを一番に考える」は，自分が一番に考えています，と言えればいいのでしょうか？

　「スムーズに」とは，どんな状態でしょうか？

② 難しい言葉を使っていて意味がよくわからない言葉や表現

　すでに触れた話と同じですが，「難しい言葉を使えばレベルが高い」という印象がありますので，難しい言葉を使って，具体的な内容があいまいなことをごまかす，そんなことになってしまうことがよくあります（もちろん，本人はごまかそうとは思っていませんが）。

○「経営参画する」看護部

○「全人的な」看護

○「エンパシー」を大切にした看護

　「経営参画する」ことは，具体的には何をすることなのでしょうか？

　「全人的な」とは，どんな特徴のあるやり方なのでしょうか？

　「エンパシー」とは，一体何のことでしょうか？

　もちろん，言葉の定義が別のところで明確になっているのならいいのですが，実際はそうなっていないということがほとんどです。難しい言葉が思い浮かんだら，「これは一体，どういう意味なのか」を考え直して，具体化してください。

③ 人によって解釈が違う言葉

○「コミュニケーション」がいい状態

○「接遇」がいい状態

　よく使われる言葉でも，「どのような場面の，どんなことを指しているのか」にさまざまな解釈のあるものがあります。ほかの人を巻き込むときはもちろん，自分1人で取り組むときでさえ，具体化することで，自分自身が明確になり，目標としては優れたものになるでしょう。

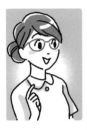

「気を配る」を考え直しました。確かにあいまいでした。

今は，2年目のスタッフが，患者さんの様子を見ることもせずに業務のルーティンをしているか，先輩から指示されてやっているので，「患者さんの様子を自ら把握して，必要とするケアを判断して行動する力」をつけてほしい，ということを自分は考えていたことが明確になりました。

この内容で目標を書き直します。

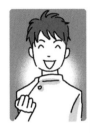

カタカナの言葉を使って，ちょっと満足していました。

よく考えると，自分自身では「リフレクション」とは具体的にはどういうことなのかわかっている気がしていたのですが，わかっていませんでした。「リフレクション」と言っているだけで，目標として実現に向けてアクションがとれない，という状況になるところでした。

今と何が違う状態にしたいのか，わかりやすく具体化します。

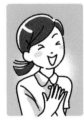

「安心・安全な清潔ケア」は，安心のことでもなく，安全のことでもなく，「安楽」が私の言いたかったことです。患者さんに「快適」であってほしいという意味です。

言葉は正確にしなければいけないことがよくわかりました。

1

2

3

4

5

6

「看護の質を高める目標」を書くと, どうしても自分たちが「やること」になる。

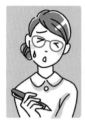

「すべての患者さんに退院支援を十分にしている状態」。目標をこう書きました。ただ, やっぱり, 「生活指導をする」という「やること」が目標になってしまっています。生活指導が足りないのは間違いないのですが, 目標はどう書いたらいいのでしょうか?

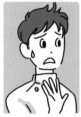

転倒・転落の対策を私たちはできていないので, 「転倒・転落アセスメントに沿って対策をとっている状態」を目標にしようと思いましたが, 「アセスメントをして, 対策をする」という「やること」の目標になってしまっています。どうしたらいいでしょうか?

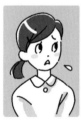

「ちゃんとした接遇をする」を目標にしました。
研修で教わったことをしっかりとやらないといけないですから。

　看護部ですから, 「看護の質を高めること」が何よりも大切ですし, 安全を守ったり, プライバシーを守ったりすることもしっかりとやっておかなければなりません。また, 患者さんから, 看護部として, 不満をもたれないようにもしなければいけません。

　おそらく, このテーマで目標を考えれば, 何も出てこなくて困るということはないでしょうが, どうしても「これをちゃんとやらないと」という目標になってしまうのではないでしょうか。

　このテーマが含まれる「患者にとっての価値」の領域の内容は, 看護の業務そのものですから, 自分たちの「やること」の目標になってしまいがちです。

《「患者にとっての価値」の目標》は，「患者」を主語にして書く。

　ここからは，**Step 2**の**コツ13**で4領域に分けた目標項目を，それぞれ具体的にどう考え，どう書くかを解説していきます。

　最初は，「患者にとっての価値」の領域の目標を書くコツです。

　「患者にとっての価値」は，簡単に言えば，結果，患者さんに「ここはいい病院だ」「また何かあったら来よう」「人にもすすめよう」と思ってもらうことです。皆さんが看護部として，看護師として，職責を果たさなければ，と思っていることがこの領域の内容です。大きくは3つに整理できます。

　1つ目は，**看護そのもの，つまり，看護が提供するべきことを提供すること**です。

　ではそもそも看護は何を提供するのか，ということですが，日本看護協会が「看護職の倫理綱領」（2021年）で，看護の目的を下記のように定義しています。

　看護は，あらゆる年代の個人，家族，集団，地域社会を対象としている。さらに，<u>健康の保持増進，疾病の予防，健康の回復，苦痛の緩和</u>を行い，生涯を通して最期まで，<u>その人らしく人生を全うできるようその人のもつ力に働きかけながら支援すること</u>を目的としている。（<u>アンダーライン</u>：著者）

　つまり，
○ 健康の保持増進，疾病の予防，健康の回復，苦痛の緩和
○ その人らしく人生を全うすることができるようその人のもつ力に働きかけながら支援すること

　看護の業務の目的として，これらをより高いレベルで提供するということをやりたい，ということです。

　2つ目は，**なくてはならないことが，確実に果たされていること**です。安全が守られていること，人権やプライバシーなどの尊厳が守られていることなどがあるでしょう。

　3つ目は，**看護の体験が，全体を通して心地よい体験であること**です。接遇や接する態度，待ち時間，空間の雰囲気などが含まれます。

この領域は，看護部としての業務の質を扱っている領域です。そのため，「これはできている」「これはできていない」という発想からこの目標を考えることになります。すると，「これをやらなければ」という「自分たちがやらなければいけないことをやること」が目標になってしまいがちです。つまり，「やること」がまた目標になって，「何のためにやるのかがあいまい」という状態になります。

　特に1つ目の「看護が提供するべきことを提供すること」，つまり，「看護の質」は，「看護をよくしたい」「いい看護を提供したい」という想いで，「こんなダメな看護をなくしたい」「こんな優れた看護をしていたい」という内容になります。すると，少しずつ「自分たちはこれをやっていなければ」「自分たちがこれをやりたい」となっていってしまい，**自分たちが思う看護を提供すること自体が目的になってしまいます**。
　極端なケースでは，「自分たちがやりたい看護をやること」を目的にしているような話，つまり，**自分たちが満足することが目的かのような話になってしまいます**。こうなってしまうと完全に**患者不在**です。誰のための看護なのでしょうか？

　優れた看護はすべて患者さんのためのはずですし，この領域の目標が目指していることは「患者にとっての価値」を高めることですから，「自分たちが何をするべきか・何をしているべきか」ではなく，視点を逆にして，「**患者さんがどうなっていてほしいか**」「**患者さんにはどう感じていてほしいか**」で考えると，果たすことがとても明確な目標になります。
　そこで，この領域の目標を書くコツは，「患者」を主語にした文章で書くことです。患者さんが主語であれば，患者さんの立場で考えることができ，必ず「患者にとっての価値」，つまり，患者さんにとって悪いことをなくし，いいことを提供する，その内容がきわめて明確な目標になります。

　たとえば，
　「自宅に退院できるように退院支援している状態」
　こうすると，「支援しよう，とにかく支援しよう，もっと支援しよう」ということになりかねないので，
　「自宅に帰りたい患者が自宅に帰ることのできる状態」
を目標とすることです。

　実は，企業でも全く同じことがよく起こります。優れた技術を追求している企業であればあるほど，「技術を注ぎ込んだ商品を発売すること」が目的になり，顧客不在の独りよがりになってしまうというケースです（使わない機能がついた商品が，皆さんの手元にもどれだけあるでしょうか！）。

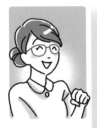

確かに今まで，「退院時の支援をちゃんとしなければ」という想いばかりだったのですが，患者さんの視点で考えてみると，今，何が問題かと言えば，「多くの患者さんが退院のときに，これからどうしたらいいんだろうと不安になって，実際にその後，困る人もいる」ということです。
ですので，私の目指すことは，「すべての患者さんが，退院後に何かあったときにどうしたらいいかがわかっていて，不安がなく退院でき，退院後に困らない状態」を実現したい，ということでした。
患者さんを主語にしてみたら，確かに，明確になりました！

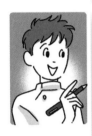

「転倒・転落のアセスメントと対策」をちゃんとやらなければ，と思っていたのですが，患者さんの視点で考えると，転倒してしまうことがあることが問題で，「患者さんが転倒しないこと」が，私たちが患者さんのために果たさなければいけないことだとわかりました。
どうしたらいいかは難しいですが，目標はシンプルです。

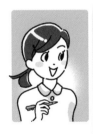

接遇をよくしようと思っていましたが，患者さんを主語にして，「すべての患者さんが『気遣ってもらって嬉しい』と思う状態」，これを目標にします。
確かにそうですよね。自分が患者だったら，結局，感じがよくなかったら二度とここに来ないかもしれませんから。
患者さんはそもそも病院になんて来たくないでしょうから，ここで「感じ悪い」なんて思ったら最悪ですものね。

1

2

3

4

5

6

Column2

「やりたい看護」「看護の問題意識」を
「患者主語の目標」に変える方法とは？

　今まで，「看護をよくしたい」という想いで目標を考えてきたところに，急に，それを「患者さんを主語にして書いた方がいい」と言われているわけですから，どうしたらいいかわからないと思っている方もいると思います。

　そこで，今までの発想で思いつきやすい，こんな看護をしていたいと思うこと，つまり「やりたい看護」，そして，こんな看護ではダメだと思っていること，つまり「看護の問題意識」，これらを「患者主語の目標」に書き直す方法を，手順にして紹介しておきます。

　まずは，「やりたい看護」からスタートするパターンです。このフローチャートを埋めていってください。

　① 最初に，自分がやりたいと思う看護を 1 に書き出してみてください。これを書き出すことで，自分の考えが明確になります。

　ポイントはその次。

　②「その看護で，どの患者さんがどんな体験をして，どう感じるのか，どうなるのか」，これを 2 に書き出します。これが「患者主語の目標」です。

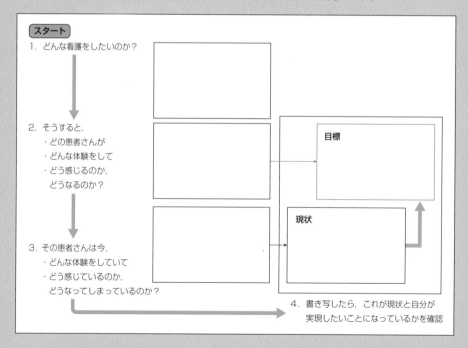

③「そもそも今は，その患者さんは何を体験して，どう感じていて，どうなってしまっているのか」，これを3に書き出し，目指すことと現状の違いを明確にします。違いが明確でなければ，②に戻って違いが明確になるように書き直します。

そしてもう一つ。逆に，「問題意識」，つまり「今できていないことを何とかしたい」という発想から始めるときのパターンです。

「スタート」はチャートの下からです。

① 看護の内容として，何が足りないのでしょうか？　何ができていないのでしょうか？　1に書き出します。

② そのために，どの患者さんがどんな状況になってしまっているのでしょうか？　2に書き出します。

③ その患者さんは，理想的には，どんなことを体験して，どう感じて，どうなってほしいのでしょうか？　3に書き出したこと，これが「患者主語の目標」です。

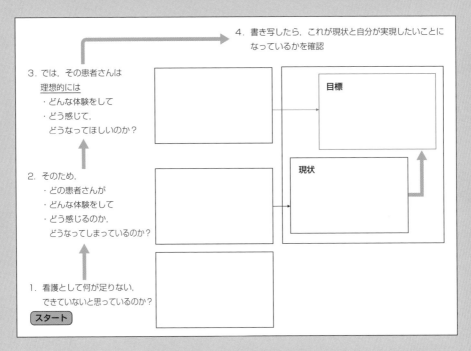

どうでしょうか，思ったより簡単に表現できる感じがするのではないでしょうか？　ぜひ，このチャートを使ってまとめてみてください。とてもシャープな目標が書けると思います。

財務の目標が，魂のこもっていない数値になる。

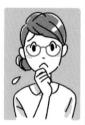

師長さんと相談して，「病床稼働率80％（vs. 今年度平均78％）」を目標にしました。
私たちの病棟は稼働率がよくないのは部長さんからも言われています。80％くらいか，85％くらいでないといけないのか，目標としてどのくらいの数字が適切なのかがわからないので，あまり低すぎず，高すぎない感じで，区切りのいいところの80％，と決めました。
こんなものでしょう。これで提出しておきます。

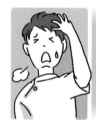

「加算をとれていないからちゃんとやれ」と上から言われています。
あまり好きなタイプの目標ではないですが，やらないと仕方がないのでやります。10％くらい増やせばいいでしょうか。

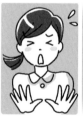

病棟全体で物品費を下げる必要があるようですが，削減の数字が決まっているようですので，この目標はそれを書き込んでおけば終わりですね。

　財務の目標は，「数字を決めて終わり」というようなことになりがちです。目標として書き出したものは明確なのですが，「数字を決めただけ」「書いただけ」になってしまっていないでしょうか。

《「財務の健全性」の目標》は，なぜその数値なのか，意味から決める。

「財務の健全性」の領域の目標は，最も書きやすい目標だと思います。

なぜなら，「財務の健全性」の目標が，「収入」と「支出」という数値で表すことに直結しているため，**目標が数値として定めやすいからです。**

たとえば，皆さんがよく扱う「病床稼働率」で考えてみましょう。

今年度の平均は78％だったとします。これを目標項目の一つにするとすれば，目指す数字を決めればこの目標を書けてしまいます。どんな数字にするかと言うと，部長さんが「このくらいがちょうどいいね」と言ってくれそうな数字をねらうことになります。あまり近すぎず，遠すぎず，この辺りだと，5％単位のきりのいい数字ということで，

「目標：稼働率80％（vs. 今年度の平均78％）」

とすると，目標としては明確です。

しかし，ポイントは，なぜ80％なのかということです。なぜ79％でもなく，81％でもないのでしょうか？　逆に，なぜ80％でいいのでしょうか？　83％や85％を目指さなくていいのでしょうか？

数字を感覚で選んだ目標は，意図をもって決めているわけではありませんから，「これを達成しよう」という気持ちになれません。そのとき書いただけで，その数字を1年後の評価のときまで考えたこともなかった……こんなことになります。これでは目標として役に立つものにはなりません。

そこで，「財務の健全性」の領域の目標を書くときのコツですが，数字を適当に選ぶのではなく，**根拠をもって数値を決める**ことです。なぜその数値を目指すべきなのか，**理由が明確な数値の目標を書く，**ということです。

なぜその数値なのか，適切な目標値を設定し，自分自身がその気になるためにはいくつかの考え方があります。

一つは，その目標値を達成することに，どのような財務的な意味があるかということです。たとえば，

「黒字病棟になる稼働率80％」

「私たちがこれを達成したら全体が黒字化する稼働率80％」

「他の部署の問題をカバーできる稼働率80％」

などです。

　もう一つ，自分たちの位置づけを明らかにする方法もあります。

「病棟間の比較で，下位 3 分の 1 なので，来年度は最低平均の 80％」

「○○領域の病棟としては県内のトップレベルの 80％」

などです。

　Step 1 の**コツ 2** で触れましたが，**意味合いがあることが，自分自身のやりがい**につながります。

　また，数字だけで考えて，数値を適当に決めると，「このくらいはいけるだろう」という「できそうなこと」で目標を決める思考になってしまうこともあります（はい，またこの話です）。数字を決める前に，「どんな状態になりたいのか」で考えるということが，「財務の健全性」の目標をうまく書くコツでもあります。

　財務の目標は，特に経営の視点が大きく関わる領域の話ですから，師長さんや部長さんと，自分たちはこの領域で何が期待されていて，どう貢献できるのか，よく相談をしてください。数値の意味合いは，その会話から明確にできるはずです。

　収入を増やすために考えなければいけないことは，サービスの質を高め，単価を上げ，効率を高め，サービスの量を増やす，この仕組みは，企業でも，病院などの医療施設でも同じですが，医療が特徴的なのは，診療報酬の仕組みになっていることです。

　制度に基づいて，何をしたら，いくらの収入になるかが決まっていますから，財務の目標を考えるときは，この制度の視点が切っても切り離せません。診療報酬制度は 2 年に一度，改定されますので，病院の中では，その改定に対応して，活用する話が盛んに行われていると思います。

　制度に従うと収入が増える仕組みであるため，「うちの病院は，金もうけのために制度に合わせる話ばかりしている」ということを口にする方がいますが，これはかなり残念なとらえ方です。

　制度，特に制度の変更は，**社会のニーズを反映させたもの**であるはずですから，制度の変更に対応して，「加算がとれるようにしよう」という動きは，社会から見たら重要なことのはずです。ぜひ，「加算をとる」を前向きな気持ちでとらえるようにしてください。

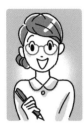

私も毎年,「数字」を決めていたのですが,次にその数字を見るのは1年後の評価のとき,という状態でした。適当に数字だけを決めているのですからそうなりますよね。

師長さんと相談しました。私たちの病棟が病院全体の足を引っ張っているのでは申し訳ないですし,やるからには結果,プラスの貢献をするレベルまでよくしたいので,「院内の上位3分の1」を達成したいと思います。

「数字」は調べます。うまくやっているところがあるわけですから,そういうところを参考にして必ず達成したいと思います。

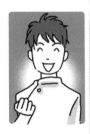

診療報酬とか加算とかをちゃんとやれと言われるのはあまり好きではありませんでしたが,大切だということを理解しました。

医療・看護として重要なことに加算がついているのだから,加算を増やす業務は大切なのですね。社会に求められているということですから。

また,そもそも,私たちが記録をとってないことで加算がとれないのは,看護としてやるべきことをやっていないということになりますから,しっかりとやらなければいけませんね。

「記録が不十分なことでとれない加算をゼロに」を目標にちゃんとやります。金額的にも大きいと聞いていますので,確認して重みを認識します。

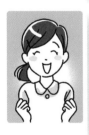

私も,自分の目標にこの数字を入れるのなら,「なぜ,この数字を達成することが大切なのか」を理解することが大事なのがわかりました。

たとえば,「10万円貯める」ではなく,「両親を旅行に連れていく金額を貯金する」というのと同じですよね。やりたいのは「両親を旅行に連れていくこと」ですから。

1

2

3

4

5

6

どうしても,「仕組みをつくること」自体が目標になる。

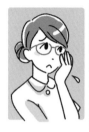

「マニュアルが完成している状態」と書きました。

私たちの仕事は今,十分に仕組み化されているとは言えません。業務をまんべんなくカバーしたマニュアルがないとダメだと思いますので,そんなマニュアルをつくるのが第1歩です。

ただ,マニュアルをつくったからといって,皆がそのとおりやってくれるのかは不安です。今あるマニュアルも活用されていませんから。

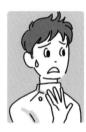

カンファレンスの仕組みが確立されていないのが大きな問題です。

そこで,目標は,「カンファレンスが毎日実施されている状態」にしました。でも,よく考えると,カンファレンスをやってさえいればいいのか? ということになってしまいますよね。

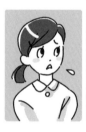

業務が誰かに集中することがあって困っている人がいる,という今の状態を解決したいです。

「忙しい人をフォローする仕組みがある状態」をつくることを目標にしたらいいのでしょうか。

　　仕組みを確立することや仕事の仕方をよくすることは,当然,重要なことです。

　　しかしながら,この領域の目標を書くとどうしても,「仕組みができた状態」や「仕組みがある状態」となり,内容としては仕組みをつくる作業をすること自体が目標になってしまいます。どう書けばいいのか,大変難しい領域です。

《「仕事の仕方と仕組み」の目標》は，「何のため」に，「何を，どううまくやっていたいか」を明確にする。

「これをちゃんとやっている状態にしなければ」

「仕組みをつくっておかなければ」

　この項目は，こんな想いから生まれる目標項目です。うまく仕事をしている状態を目指しているのですが，「何かをやっている」「何かの仕組みができている」という表現になり，内容としてはまたしても「やること」自体の目標になってしまいがちです。

　そこで，この領域の目標を「やること」にしないためのコツです。それは，「何のため」に「何を，どううまくやっていたいか」。これをイメージして書くことです。

　その前にまず，しっかりと分けておきたいのは，「何のため」です。

　①患者さんに提供するべきことが提供できていないから，提供するべきことを提供するために，この仕事の仕方や仕組みを目標にしようとしているのか。

　あるいは，財務上の問題があるから，それを解決するために，この項目を目標にしようとしているのか。

　②患者さんに提供するべきことは何とか提供できているのだけれども，もっとうまく業務を進めたいため，仕事の仕方や仕組みをよくしなければと思っているのか。

　あるいは，財務上の問題はないけれども，もっと財務をよくしたいと思っているのか。

　①の状態，つまり，「患者さんに提供するべきことが提供できていない」または「財務上の問題がある」という状態であれば，実は，目標にするべきことは，「今，提供できていない『患者さんに提供するべきこと』を提供すること」，または「財務上の問題を解決すること」とした方がいいでしょう。現在の状態は「業務，つまり『仕事の仕方と仕組み』がうまくできていないこと」が原因だと考え，それら自体を目標にしようとしがちです。

　しかし実は，大きな原因の一つである可能性は高いかもしれませんが，あくまでもその目標を達成する手法の一つ，「やること」にすぎないのです。

　「できていないこと」に目が行ってしまって，できていないことができるようになれば患者さんに提供するべきことが提供できる，財務もよくなる，と思い込んで

しまっている，というわけです。

Step 2の**コツ5**で触れたとおり，仕組みをつくったけれども，患者さんに提供するべきことが提供できていない状態になったり，仕組みはできたけれども財務の問題が解決しなかったりということが起こってしまいます。

②の「提供するべきことは何とか提供できている」「財務の問題があるわけではない」という状態。この場合は，来年度以降，より高いレベルの価値を提供して，財務の健全性をより高めるために，業務をよりうまくできるようにしておこう，という意味の目標になります。つまり，**「将来のため」**です。

この発想で出てきたことは，将来の組織を支える大変重要な目標になる可能性がありますが，将来のために思っていることが重要かどうかは，師長さんや部長さんと確認してください。組織の上の方の人たちがすでに**長期的なビジョン**を描いているはずですので，それにマッチしていることが必要です。

ただ，それでもこの項目は，「よりよい仕組みができている状態」とすると，「仕組みをつくること」を目標としているのと同じことになってしまいます。仕組みをつくるのは，仕組みが存在する状態にするためではなく，その仕組みによってうまくやっていたいことがあるはずですから，タイムトラベルをして，「**『何をどのようにうまくやっている状態』なのか**」を思い描き，それを目標に書きます。

たとえば，「マニュアルが完成している状態」を最初にイメージして書き始めた目標であれば，将来の状態をタイムトラベルでイメージして，
「チームメンバーが統一された方法で業務をしている統制された状態」
とするとどうでしょうか。こう書けていれば，将来のイメージが明確です。

「カンファレンスがうまく回っている状態」を最初にイメージして書き出したのであれば，「カンファレンスをしなければ」と思ったのは一体，「何をどのようにうまくやっている状態にしたいからなのか」で考えて，
「患者さんの重要な情報をリアルタイムで共通認識できている状態」
こう書き直すと，将来うまく仕事をしている状態のイメージが明確になります。

「こんな仕組みができている状態」という目標が思いついたら，それは**「『何をどのようにうまくやっている状態』なのか」**を考えて，それを書き出す。

このパターンで考えると，この領域の目標は，目指す成果が明確な目標になります。繰り返しますが，タイムトラベルをしてイメージをすることが大切です。

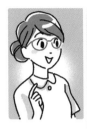

私たちは，患者さんに迷惑をかけないで何とかしていますが，皆，いろいろなやり方をしているので，このままではこの先，新人が増えたとき，人によって教えることが違って新人が混乱してしまいます。

「マニュアルができている」だけではダメなので，

「スタッフ全員がマニュアルに従い，全体で統一された手順で業務をしている状態」

これが私の目指したいことです。こんなふうに仕事をしている病棟にしたいです。実際，今も特に重要な業務にはマニュアルがありますので，まずはこれを実行している状態を今回の目標にします。私の挑戦は，皆が「マニュアルどおりにやらねば」と思うようにすることですね。同僚には，私より立場や年齢が上の人たちもいますから。

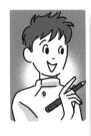

私は，「① 患者さんに提供するべきことが提供できていないから，できるようにするために目標にしようとしている」に当てはまりますから，「カンファレンスを実施すること」が目標ではなくて，「患者さんに不安を与えないこと」を目標にするべきでした。

情報共有がうまくいっていなくて，患者さんに誰が話をするかによって，いつも違うことを言っていることがいけないと思っていたのですが，そればかりを考えていました。

問題は「患者さんが困っていること」ですから，《「患者にとっての価値」の目標》を書くコツで，患者さんを主語に書くことにします。

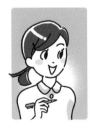

「忙しい人をフォローする仕組みをつくる」ではなく，「特定の人に業務が偏らない状態」を私はつくりたいのでした。

ちょっと私には難しいですけど，先輩や主任さんと相談して取り組みたいと思います。

人材育成の目標も，「やること」になってしまう。

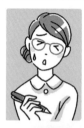

基本的なことができていない人がいるのが気になっていて，皆がちゃんとできるよう教育に力を入れていかないといけないと考え，「基本的なことができるようになるための教育プログラムを作成し，実施する」としました。
でもまた，「やること」が目標になってしまいました。

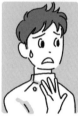

病棟の専門力をもっと強化しなければいけないと師長さんと話をしていて，専門力の育成プログラムをつくることを当初は目標としていたのですが，「専門力を高める勉強会をしている状態」としました。
私も，「勉強会をすること」が目標になってしまいました。

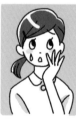

私も2年目になるのですから，来年度の目標としては，入ってきた後輩が看護の素晴らしさを感じるようにサポートしたいと思います。
先輩からいろいろな体験談を聞いたことが私はよかったと思うので，「体験を共有してもらう会」をやりたいと思っています。

　看護師の皆さんは，部下や後輩に力をつけさせることへの意識が大変高いと私は感じています。問題意識が高い分，いろいろな発想が具体的に思いつくので，確かに，どうしても「これをやる」という目標になりがちです。ここにもうまく書くコツがあります。

《「人材と組織」の目標》は，「誰がどんな活躍をしている状態にしたいか」で考える。

　この項目は，「人材を育成すること」，大きくとらえると，「組織をつくること」を扱う項目です。

　人材育成や組織づくりの目標が思いついたときに最初に確認するべきなのは，「仕事の仕方と仕組み」の目標と同じで，そもそも「患者にとっての価値」が提供できているのか，ということです。患者さんに提供するべきことを提供できない，その理由は「スタッフができないからだ」と思っているならば，「患者さんに提供するべきことを提供すること」が目標とするべきことです。人材育成や組織づくりは，そのための方法です。

　「人材と組織」の目標は，看護の質や安全の問題と紐づいていることが多いでしょうが，同様に，財務の問題があって，それを解決するために人材と組織の体制を強化したいという内容であれば，財務の問題を目標にします。

　「患者にとっての価値」「財務の健全性」とは別に，**将来のために，一人一人が今以上に力をつけていくこと，組織力を上げていくこと**を考えているなら，その目標が立てられていることは素晴らしいことです。なぜなら，**人材力と組織力こそ，その組織の将来を創る**からです。

　人材育成の目標も，「教育プログラムをつくる」「勉強会をする」のように「やること」になりがちですが，それは，「育成したい」「力をつけさせたい」という強い想い，「やらなければ」という想いがあるからです。それは大切にして，そこで，育成の目標をうまく書くコツは，

　①**誰が**（誰たちが）

　②目標の期日の日に，**どのようなスキルを身につけて，どのような様子で活躍しているのか**（それは**今とはどう違うのか**を明確にする）

こう考えて書き出すことです。

　特に最初に，「誰を（誰たちを）育成したいのか」を決めると考えやすくなります。

「2年目の新人3人が」

「異動してきたAさんが」

　主語が決まれば，タイムトラベルの文章で，そのときの様子がイメージしやすくなります。そして，その人（たち）が，どのような力をつけて，どのような活躍をしている状態でありたいかを書き出します。

具体的な活躍の様子を描くときに，大いに参考になるのは，日本看護協会が開発した「看護師のクリニカルラダー（日本看護協会版）」（2016 年公表）です。このクリニカルラダーでは，看護の核となる実践能力を 4 つの項目に整理し，その習熟段階としてレベルⅠ～Ⅴの 5 段階が示されています。

　　○ 4 つの看護実践能力：

　　「ニーズをとらえる力」

　　「ケアをする力」

　　「協力する力」

　　「意思決定を支える力」

　　○ 5 つの習熟段階：

　　レベルⅠ：基本的な看護手順に従い必要に応じ助言を得て看護を実践する

　　レベルⅡ：標準的な看護計画に基づき自立して看護を実践する

　　レベルⅢ：ケアの受け手に合う個別的な看護を実践する

　　レベルⅣ：幅広い視野で予測的判断をもち看護を実践する

　　レベルⅤ：より複雑な状況において，ケアの受け手にとっての最適な手段を
　　　　　　　選択し QOL を高めるための看護を実践する

　たとえば，「スタッフ全員が『ケアをする力』でレベルⅡの状態で活躍している状態（現状はⅠ）」と，どの能力でどのレベルを目標にするかを決めると，明確な目標となります。クリニカルラダーの表には，さらに具体的な内容が示されていますし，詳細な説明や例の資料もありますので，常にそれを参考にすれば，大変具体的な目標になります（日本看護協会のホームページからダウンロードできます）。

　これ以外にも，さまざまな領域に特化された，専門的なスキルやそのレベル感をまとめたものが各職能団体や学会などにありますので，関連する情報を集めて活用してください。

　なお，看護界独特の言い回しとして，「○○ができる」という表現をよく見かけますが，大変わかりにくいので，「○○ができる」という表現は使わないことをおすすめします。

　言葉として正確に書き出すと，「○○ができる能力を身につけた状態」だと思いますが，ワークショップなどでこう書いた方に内容を確認すると，「やっている状態」を意味していることがあります。たとえば，「アセスメントができる」が，「誰かがアセスメントをする力を身につけた状態」という内容なのか，「すべての患者さんにアセスメントを実施している状態」という意味なのか，両方があるようだということです。あまりにも一般的に使われているので，疑問をもたないかもしれませんが，意味する内容が大変不明確な目標になっています。

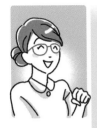

患者さんに提供するべきことは提供できていると思いますが，常に誰かのフォローを必要とするスタッフがいるので，皆がフォローがなくてもできるように，教育プログラムに関することは目標の1項目にしたいと思います。

まずは「誰が」ですが，3年目なのに一人前にできていない2人を対象にします。

うちの病院は独自のラダーがありませんから，日本看護協会のクリニカルラダーを当てはめると，私がイメージしていた「基本的なことができる」は「レベルⅡ」でした。今は2つか3つの項目が「レベルⅠ」です。

「3年目の2人が，4項目とも『レベルⅡ』に到達して業務をしている状態」になってほしいです。私のやりたいことが大変明確になりました。評価方法は，私と師長さんとまわりの先輩スタッフからのフィードバックにします。

今と目標達成時には何が違うかを考えればいいということですね。

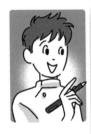

「勉強会をすること」ではなく，何をしたかったかというと，「病棟のスタッフが専門力をもっている状態にしたい」ということでした。

「専門力をもつ」はレベル感を明確にしないといけませんから，学会が公表しているものなどに参考になりそうなものがないか，調べてみます——そう言えば前に見たことがあります。私自身のスキルレベルを評価するのにも役立ちますし。

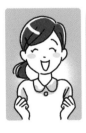

「体験を共有してもらう会」をなぜやろうと思ったかを考えると，

　① 来年度の新人たちが

　② やりがいをもって前向きな気持ちで看護業務をしている状態

であってほしいからです。明確です。私もこんな貢献できれば嬉しいです！

1

2

3

4

5

6

Column 3

「よい職場」をつくる目標を立てるには？

　「人材と組織」の目標の中には，能力開発だけではなく，不満をなくすことや，組織全体の雰囲気や関係性をよくするということもあります。

　組織には必ず問題が起きます。誰かが解決に動かなければ，組織の問題は解決しませんから，問題があれば積極的に目標として取り上げられることが重要です。

　「よい職場」だと思うということは「ここで働いていたい」「ここで頑張りたい」という気持ちになれる場所だと定義することにします。するとその要素は，

　○ やりがいを感じられる，自己実現ができる。

　○ プライベートとの両立ができる。

　○ 人間関係が良好である，公平感がある。

　○ 報酬・福利厚生が妥当である。

と整理できます（ぜひ，自分が感じることを当てはめてみてください。自分が重要だと思うことが何かによって重みは違うと思いますが，この4つが出てくると思います）。

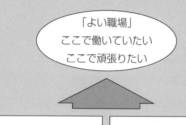

　どの要素を扱っているかが明確になれば，目標の内容が明確になります。皆さんが報酬や福利厚生を扱うことはあまりないかもしれませんが，そのほかの要素は自分事として取り組むことができます。

　この目標をうまく書くポイントは，

　① 何が

　② どんないい状態になっていてほしいのか（現状とはどう違うのか）

と同じ考え方です。

　目指す状態が具体的に描かれていて，今との違いが明らかだと明確な目標になります。**コツ15**で取り上げた，「マイナスからゼロ，そしてプラス」，というパター

ンを当てはめるとわかりやすくなります。

　たとえば，

　○ マイナスからゼロ：

　　　やらない人がいて不平等感がある ⇒ 不平等感がない

　　　残業が多いなどの不満がある ⇒ 不満がない

　○ ゼロからプラス：

　　　やりがいを感じない ⇒ やりがいを感じる

　○ マイナスからゼロ，そしてプラス：

　　　文句ばかりを言う ⇒ 文句を言わない ⇒ 自ら改善する

　　　ほかの人を助けない ⇒ 困った人は助ける ⇒ お互いを思いやり，積極的に助け合う

　よい組織をつくることは，最終的には組織の管理者である師長さんや部長さんの責任ですが，自分たち自身のことですから，自分の問題として，さらには将来の自分たちのために，ぜひ，率先して目標にも取り入れてほしいと思います。

Column 4

つまり，「いい目標」とは？

ここまでのポイントをまとめましょう。

いい目標とは，この5つの条件を満たすものです。

① 魂がこもっていて，自分がやる気になっている。（最重要！）
  ― やりがいを感じられるものになっている。
  ―「これは私に任せて！」という気持ちになっている。
② 重要なことを扱っている。
  ― 抜け・もれなく，全体を見てから選んだ項目である。
  ―「患者にとっての価値」「財務の健全性」「仕事の仕方と仕組み」「人材と組織」
    の4領域で考えている。
  ― 組織（上層部）の方針や目標と一致している。
  ― 自分の問題意識や想いを反映させている。
③ 高いところを目指している。
  ―「できること」ではなく，「ありたい状態」が示されている。
  ― 高い基準で考えている。
④ 目指す状態を具体的で明確に描いている。
  ―「やること」を目標にしていない。
  ― 現状と何が違うかが明確である。
  ― 進捗と成果がチェックできる，評価できる。
⑤ シンプルでわかりやすい。
  ― 違うことが混ざっていない。
  ― 意味が不明確な言葉や表現を使っていない。

ぜひこれを，自分の目標のチェック項目として使っていただきたいと思います。また，5項目は，次のように2つに分類できます。

①～③：これらは，目標を立てること自体の意義に関わることですし，自分自身の意識しだいでできますので，必ず，これらの条件を満たす目標を書いてください。

④と⑤：これらは，訓練が必要です。この本を読んだからと言ってすぐにできるものではありませんが，毎回，自分でできる精一杯のことをして仕上げること，そして，それを何回も何回も繰り返していくということです。意識をして取り組んでいけば，必ずうまく書けるようになります。

「でも，難しいです」。こんな声が聞こえてきます。

そうです。難しいのは当たり前です。だから訓練が必要なのです。選択肢は，あきらめるか，くじけないで頑張るか，です。ぜひ，くじけないで頑張ってください。

Column 5

「個人目標」には，「業務成果のための目標」と
「自身の能力開発のための目標」がある。

皆さんの目標管理のプロセスは，実は，2つの目的で使われます。

一つは，ここまでの説明で前提にしてきた「業務成果のための目標」です。自分が仕事としてどんな成果を出すのか，自分が病院にどう貢献するかという内容で，病院をよくすること（正確に言えば，「患者にとっての価値」「財務の健全性」「仕事の仕方と仕組み」「人材と組織」の4領域の内容を高めること）を扱うものです。

もう一つは，「自身の能力開発のための目標」です。自分自身が看護師としてどう成長するのかを取り扱う目標です。自分自身の成長，いわゆるキャリアアップについて，高いところを目指して取り組んでいこう，というのがその意図です。
内容としては，**コツ21**の「人材育成と組織づくりの目標」の対象を自分自身にする，ということになります。つまり，
① 「私が」
② どのような力を身につけて，どのような活躍をしている状態であるか
を目標として書く，ということです。

能力開発の目標は，毎日の仕事の様子から目につくことを取り上げて取り組むということになりがちで，本質的に重要なことに取り組めていない，ということがよくあります。**コツ21**で紹介した「看護師のクリニカルラダー（日本看護協会版）」の項目立てや，そのほかまとめられているものの項目に沿って，自分の強みと弱みを分析し，自分の将来を上司と相談して，自分自身の能力開発の目標にすることを決めるということが重要です。
目標を立てるときの考え方やコツは，4領域の内容が違うだけで，今まで扱ってきた「業務成果の目標」を書くときと全く同じです。

この2つ，「業務成果の目標」と「能力開発の目標」は，両方とも大切なことです。業務で貢献をしながら力をつける，というのが理想ですから，内容はできるだけ重なっているようにしたいのですが，目的・目標としては違うことですので，別々にしっかりと目標を立てて取り組んでいただきたいと思います（2枚，別々のシートをつくってください）。
ただ，組織によっては，「目標管理と言えば，能力開発の目標」というところも

あると思います（そんな組織で働いている人は，この本をここまで読んで，「何か自分の経験してきた話と違うな」と思ったに違いありません）。

　能力開発に絞っているのは，おそらく，「力をつけることに集中すれば，結果，いろいろとできるようになって貢献レベルが上がる」という発想なのだと思います。

　ここで重要なポイントは，結局は貢献レベルを上げることが前提になっているということで，自分が力をつけることだけではダメだということです（自分が力をつけるだけでは看護学校と同じで，授業料を払わなければいけません）。

　貢献をすることが明確で，そこにやりがいを感じる状態をつくりたいのですから，ぜひ，自分はどんな成果を出すつもりで仕事をするのか，自分自身で「業務成果の目標」をまとめてみてください。

　逆に，「**業務成果の目標」だけを書くという組織もある**でしょう。組織としては，人材育成の意識が足りない状態かもしれません。そんな組織で働いている人は，ぜひ，自分で自身の「能力開発の目標」を立てることをおすすめします。

　成果を上げるためにはいろいろなことにチャレンジしなければいけませんので，「業務成果の目標」に取り組むことで，自分のスキルもレベルが上がっていく，ということはあります。それでも，自分がスキルを高める，自分が力をつけていく，という意識をもつよう目標を立てているのか，いないのかは，自分にとって大きな違いが生まれることになります。

　自分の将来をつくるのは自分です。ぜひ，「能力開発の目標」を1枚，誰に提出するものでもないですが，大事なこととして，書いてみてください。

　「業務成果の目標」と「能力開発の目標」，両方ともしっかりとやっておくことが，何よりも自分のためになります。

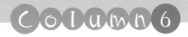

Column 6

「行動」を目標にするのは，自分をコントロールするため。

ここまで，「やること」を目標にしない，と繰り返してきましたが，実際，なかなかピンと来ないかもしれません。なぜかと言えば，「やること」を目標にすることは一般的だからだと思います。看護師さんが書いているブログなどを見ると，むしろ，「目標は行動レベルで決めることが大事」ということを強調している方もいます。

「やること」を目標にすることを，確かに私たちは今までやってきました。

「毎日，英語を２時間勉強する。」

これをやることで，英語の点数はたいていはよくなります。

これはどんな発想かと言うと，「英語の勉強はあまりやりたくないし，さぼっちゃうかもしれないけど，ちゃんとやるようにします」ということです。「自分に甘いから，できないかもしれないけど，２時間やるように努力します」「できたら自分にOKを出します」ということです。

業務では，「研修会に参加する」を目標とするのは，「日々の業務で参加できないかもしれないけれど，参加するように努力します」ということです。

「アセスメントシートを活用する」は，「活用できないこともあるかもしれないけれど，ちゃんと活用するように努力します」です。

「やるべきこと」が「**やれるかどうかわからない**」ので，「**やれるように努力します**」。

確かに，子どものころから毎日の生活の中では「目標」という言葉をこのように使ってきました。私たちの夏休みの目標や，受験勉強をするときに決める目標は，このパターンがほとんどでした。

つまり，「行動するべきことを行動する」という目標は，自分がちゃんとやるようにと，**自分をコントロールするためのもの**です。

一方，組織の中で書く目標は，「成果目標」で，組織にどんな成果を生み出す貢献をするかを決めることです。行動するべきことを行動するということは，行動計画，アクションプラン，あるいは，To-Doの内容となるということです。

私もそうですが，自分がグズでやるべきことをちゃんとできない，ということはどれだけ大人になってもあって，自分をコントロールすることは大事です。そのために，行動することを目標に掲げるのは間違ったことではありませんが，あくまで

も自分をコントロールするためのものです。

　看護の組織では，特に若手を対象に「行動目標」を決めさせるということがあると思いますが，これは，「若手は自分をコントロールする力がないから，やるべきことをやるということを意識させる」という考え方です。

　実は，マネジメント理論の中にも，「行動目標」で成果を出す，というコンセプトがあります。たとえば，
　　○営業担当者の過去のデータを見ると，1人あたり月間100件お客さんを訪問して，平均10件契約をとっている。
　　⇒多少の誤差はあるが，つまり，訪問数の10％が契約になる。
　　⇒売り上げを50％伸ばすために，「一人一人，必ず月150件（＋50件，＋50％）訪問する」を目標にする。
というものです。

　「この行動をすれば，こんな成果が出る」ということがわかっているときに，「とにかく，余分なことは考えないで行動しろ」「もっとやれ」「皆，ちゃんとやれ」という目標を定める，という考え方です。
　つまり，
　　○「行動目標」は，「やること」で縛る。「そのとおり動きます」と約束する。
　　○「成果目標」は，「結果にコミットする」。結果を出すことにやりがいを感じさせる。
　　この違いです。management by objectives のコンセプトは後者です。

　なぜ，これほど「やること」を目標にしないと言うのか，ちょっとだけ追加の説明になったでしょうか。最初に触れた，「やらされ感」の話も，これで腑に落ちたならよかったです。

目標達成する方法を徹底的に考える

Thinking hard for ideas that really work.

　目標達成する方法を考えるのにも「コツ」があります。キーワードは「徹底的に考える」です。

　前のステップまでで，「これだよ！」と思える目標を決めましたので，このステップでは，「これで行けそうだ！」と自分自身が思える状態を目指します。

　このステップは，「何をやるのか」を考えるステップですから，「コツ」をとらえてうまくできるようになれば，目標の1年のサイクルの話だけではなく，毎日の仕事のすべての場面で成果を上げることのできる力をつけることになります。

　ぜひ，自分の仕事力にもなるように「コツ」を身につけて実践することに取り組んでください。

思いついたことを並べて，達成方法が書けたことにしてしまう。

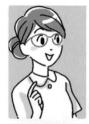

目標が書けたので，後は「やること」を決めるだけです。
これは慣れているので，いつもどおりの感じで書きます。大体，やろうと思っていることは決まっていましたから。それを書いたら完成です。

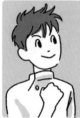

目標を書くのは大変でしたが，目標が決まれば，後は大丈夫です。今までいろいろとやってきた経験がありますから。
とりあえず，「やること」は埋められます。

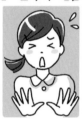

私は経験がないので，何をしたらいいのかがよくわかりません。先輩のシートがあるので，基本的にはそれをコピペで達成計画を仕上げます。

　目標を整理して明確に書き出したら，次は，それをどうやって達成するかを考えるステップです。

　目標を書くことは大変な作業でしたが，「やること」は今までの経験もあり，そもそも目標を書く前から，すでに頭の中に「これをやろう」ということもあったりするので，それらを書き並べて完成，といった作業になってしまうことがないでしょうか。

　こうなってしまうと，またシートの空欄を埋めるだけの作業になってしまいます。せっかく目標を書いても，何も成果が出ないという結果になります。

「達成方法は簡単に思いつけるはずがない」という前提をもつ。

　目標を書くのはとても難しいことですが,「目標を書くこと」が目的ではなく,「目標を達成すること」が目的です。

　高い目標を書いたことを忘れないでください。高い目標は簡単に達成できません。目標をしっかりと書くことで一山は越えましたが,ここからが悩みどころ,頭の使いどころです。

　経験があればあるほど,「やること」は頭に浮かぶので,「達成計画」の欄を埋めるくらいのことは書けてしまいます。これが危険で,空欄を埋めればいい気になってしまうということです。

　思いついたことを並べて,「とりあえずこれをやることにしておく」では,絶対に高い目標は達成できません。

　「『やること』が思いつける」ということと,「『達成するための方法』を考えられる」ということは,全く違うことです。

　心理学に,「ヒューリスティック処理」という概念があるそうです。

　私たちには,**できるだけ簡単に決めたいという心理**があり,**自分のもっている限られた経験から「これでいい」と判断したり意思決定したりする**ということだそうです。あまり考えなくていいことを決めるときに,私たちはこのアプローチで効率を高めているそうですが,達成方法を考えるというステップは,まさに勝負どころですから,「ヒューリスティック処理」的な感覚にならないよう意識することが重要です。

　まずは,「**本当に目標を達成できる方法は,簡単に思いつけるはずがない**」という前提をもつことです。時間をかけなければいけませんし,エネルギーを注ぎ込まなければなりません。

　「達成するための方法を考える」ということは,
　「この目標を達成するために,何をすればいいのだろうか?」
　「本当に達成するためには,何をしなければいけないのだろうか?」
と悩むことです。変な言い方ですが,「本当に真剣に考える」ということです。

そして，達成方法が思い浮かんだとしても，それでも「本当にこれで達成できるだろうか」と疑うことです。疑って考え直し，また疑って考え直すことを繰り返します。

　「達成する方法を考えるのは簡単ではない」という認識で考える，ということは，これを繰り返すことです。

　英語に，"Hope for the best. Plan for the worst."（最善を望んで，最悪に備えてプランする）という言葉があります。

　結果を出すための重要な考え方の教えです。「最悪に備えてプランする」ですから，「思ったとおりうまくいかなくても，それでもいい結果が出るだけの強いプランをつくりなさい」ということを言っています。

　つまり，思いついた達成方法に対して，「この達成方法はうまくいかないかもしれない」と考え，さらに強いプランを考えておくこと，そこまでやっておくべきだということです。

　心理学の話に戻ると，私たちは，「簡単に早く決めてしまいたい」というヒューリスティック処理と呼ばれる心理と，「しっかり考えて正しく決めたい」というシステマティック処理と呼ばれる反対の心理との間で行ったり来たりをして，うまく2つを使い分けようとするそうです。

　この「うまく使い分けて」というところがカギで，簡単に決めていいことは簡単に決め，しっかりと考えなければいけないことはしっかり考える，ということがポイントです。

　たとえば，コンビニでどのペットボトルの水を買うかを決めるときには，これで本当にいいのかを何十分も考えることはしませんが，住む家を選ぶときには，ここでいいのか？　もっといいところがあるのではないか？　と慎重になります。「達成の方法を考える」のは，「ペットボトルの水を選ぶ」場面ではなく，「住む場所を決める」場面，そんな認識をもつことができれば，きっと成果が上がる達成方法を考えることができるでしょう。

　「私は住むところもすぐ決めちゃう人です」。こんな声が聞こえてきます。

　心理学では，人によって，どちらに重みがかかりやすいかという違いがあることがわかっているそうです。自分の普段の様子から，自分は「簡単に早く決めてしまいたい」心理が出やすいと思うようであれば，一度，達成方法を書いたらそれでいいとしてしまっていないかを強く意識していただければと思います。

　達成方法は，すらすら書けるほど簡単なことでは絶対にありません。

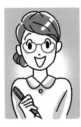

今までも，考えて書いていたつもりでしたが，確かに「とにかく空欄を埋めなければ」という感覚だったと思います。
書いたことを見返すと，これでは目標を達成できそうもありません。
来週，１時間くらい何とか時間をつくって，しっかりと達成方法を考えます。

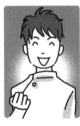

かなり簡単な気持ちで書いて済ませていました。
もともとやろうと思ったことで「達成方法」の欄を埋めてもダメですよね。
ここでも自分が考えていた「やること」が頭にこびりついているのですね。
目標を頑張って考えて書いた意味がなくなってしまっていました。
本当に達成するためにはどうしたらいいか，ちゃんと考え直します。

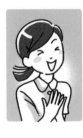

確かに，前に師長さんが「どうしたら達成できるのだろう？」といろいろな人に相談しながら一生懸命考えている様子を見ました。
達成方法を真剣に考えるということはああいうことなのですね。私も，師長さんのように考えるようにしたいと思います。

1

2

3

4

5

6

高い目標だから「どうせ無理」とつい思ってしまう。

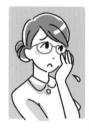

「退院後, 患者さんが困らない」という目標を掲げたのですが, いろいろな患者さんがいますから, 困る患者さんがいるのは仕方がないでしょうし, 一部の患者さんをイメージすると, 困らないようにする方法がなかなか見つかりません。
もう少し考えますが, どうしても心の奥で「目標どおりにするのは無理だろう」と思う自分がいます。

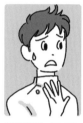

安全管理を高いレベルでやっているチームにしたいと思って目標を書いたのですが, どうしたらいいのか, なかなか方法が思いつきません。
やっぱり, 「できていないことをやる」だけの最低限の目標に戻した方がいいのでしょうか。

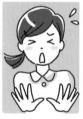

いろいろと自分なりに考えたのですが, 達成方法が思いつける気がしません。
とりあえずシートを埋めないといけないのですが……。

　高い目標を決めるときも決意が必要だったはずですが, 達成方法を考え始めると, 簡単には思いつきませんから, つい, また弱気になってしまいます。
　一通り考えたところで, 難しいと感じてしまうと, また, 普通にできることを目標にしたい気持ちに戻ってしまったり, 「無理だな」と思いながら黙って進めたり, ということをしてしまいます。これでは成果が出るはずもありませんし, そもそも, 一生懸命, 高い目標を考えたことの意味がなくなってしまいます。

「絶対に何とかするぞ」と達成方法を考える。

　高い目標は大変手ごわいものです。「達成方法を考えなくては」と思って考えるのですが，

　　○ 実は，心の奥で**最初から，無理だと思っていなかった**でしょうか？

　　○ 実は，少し考えて，**やっぱり難しいな，**と思っていないでしょうか？

　　○ 実は，一通り考えたところで，**あきらめているということはないでしょうか？**

手ごわいことを扱っているのですから，「腰の引けた」状態ではいい方法にたどり着くことはできません。

　どうしたら高い目標を達成する方法にたどり着けるのか，そのコツは，シンプルですが，**「絶対に何とかするぞ」と思って達成する方法を考える**ことです。

　「絶対に何とかするぞ」というのはまさに「**やる気**」の話で，一般的にも「何とかするぞ」という気持ちが大切だということはよく言われています。「絶対に何とかするぞ」と思ってやれば何とかできるし，そう思わなければ難しいことは果たせない，ということです。

　全体としての取り組む姿勢もそうなのですが，ここでのポイントは，達成方法を考えるこのステップ，つまり**考えなければいけないときこそ，この気持ちが大切**だということです。

　「絶対に何とか考えるぞ」という気持ち，これが本当に重要です。

　成果を上げるための方程式は明確です。

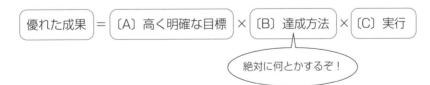

$$\boxed{\text{優れた成果}} = \boxed{\text{〔A〕高く明確な目標}} \times \boxed{\text{〔B〕達成方法}} \times \boxed{\text{〔C〕実行}}$$

絶対に何とかするぞ！

　この 3 要素の掛け算です。掛け算ですから，1 つでもダメなら，全体はゼロになってしまいます。

　〔A〕の「**高く明確な目標**」はとりあえず，自分が決意すればできますし，実際にここまででできているはずです。方法が決まってしまえば，皆さんは全力で実行すると思いますので，〔C〕の「**実行**」は心配ありません。ですから，勝負のポイントは〔B〕，つまり，「**達成方法**」を考えるステップで「絶対に何とかするぞ」と思っ

て考えるということです。

　［B］がなければ，つまりゼロなら，全体はゼロです。

　「絶対に何とかするぞ」と思って考えるかどうかは，自分が掲げた高い目標への
コミットメントのレベルで決まります。

　ちょっと気持ちが揺らいだら，戻りましょう。

　「私はこれを達成したかったんじゃなかったのか？！」

　「患者さんのためにやる気をもっていたんじゃなかったのか？！」

　「一緒に働く仲間と病院のためにやろうと思っていたんじゃなかったのか？！」

　そして，自分に言い聞かせましょう。

　「何とかできるか，できないか」ではなく，「絶対に何とかする」。

　「何とかする方法を考えられるか，考えられないか」ではなく，「絶対に何とか考える」。

　「考える」ことで乗り切る。「絶対に何とか考える」。これが成果を出すための分かれ道となるポイントです。**この意識が決定的に大切**だということを自分自身で強く意識することです。

　「何とかする方法を考える」ためのコツはいくつかありますので，そのとおりに考えれば実際に何とかする方法を考えつくことはできます。まだそのコツを紹介していないので信じられないとは思いますが，この時点では，「絶対に何とかするぞ」という姿勢の大切さを認識しておいていただきたいと思います。

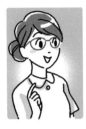

「無理だろう」と思ってしまっていましたが，ここが頭の使いどころなんですね。今まで，ここで「できること」だけの中でやっていたのがよくなかったんですね。

やはり，患者さんのために頑張りたいですから，「絶対に何とかするぞ」という気持ちをもって，ここで頑張って考えます。

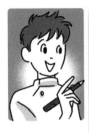

「絶対に何とかするぞ」という気持ちがなければ高い目標への道筋に進めないということですね。大切さはよくわかりました。

確かに，ここで弱気になって普通の目標に戻ったら，今までと一緒ですね。

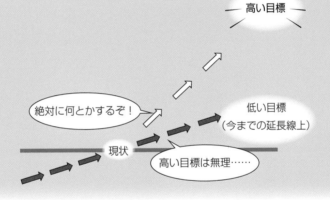

高い目標

低い目標
（今までの延長線上）

絶対に何とかするぞ！

現状

高い目標は無理……

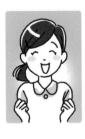

「絶対に何とかするぞ」という気持ちですね。

気持ちの問題ですから，新人でも気持ちだけは人に負けないようにもちたいと思います。目標を達成するためにどうしたらいいのか考えます！

1

2

3

4

5

6

「もっと頑張ります」が達成方法になる。

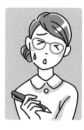

「皆が笑顔で看護にやりがいを感じて仕事をする職場」を目標に，「やりがいをもとう」と皆に働き掛けてきたのですけれども，大きな変化がありませんでした。

今回もこれを目標にしていますので，もっと頑張ってやります。結構，やってきたつもりでしたが，私の働き掛けが足りないのだと思います。

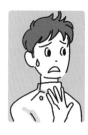

転倒・転落の問題は何とかしなければいけませんので，今回も目標にしました。達成の方法で一番大事なのは皆の意識だと思いますので，「起きた問題を全員で共有し，意識を高める」を達成方法に書いたら，部長さんから，「これ，今までやってたんじゃないの？　これで達成できるの？」と聞かれました。確かに，今までも頑張ってやってきたつもりでしたが，やることはこれしかないのではないでしょうか？

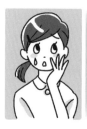

目標を決めました。やることは今までと同じで決まっているので，頑張るしかないです。

　達成の方法が，前の年と同じだったり，今までやってきたことばかりで，事実上の方法が「もっと頑張る」ということになってしまうことがよくあります。

　目標に行き着いていないのは自分の頑張りが足りないからだとなんとなく思っていたり，やることはこれだ，と決めつけて，それだけを続けていこうとしたり。本当に「もっと頑張るだけで」，決めた高い目標を達成することができるのでしょうか？

「新しいアイデア」を達成方法の軸にする。

今までよっぽどさぼっていたなら，もっと頑張らなければいけないのは確かです。「やるべきことをやる」を徹底できなかった部分に対してはこれが当てはまることもあるでしょう。

しかしながら，一生懸命取り組んでいるのに，現状で目標を達成できていないのならば，今までどおり頑張っても達成はできません。

物理学者の Albert Einstein 氏は，数々の名言を残したそうですが，その中に，

「ばかげているのは，同じことをずっとやりながら，違う結果を望むこと。」

という言葉があります（私の意訳です。なお，インターネット上では，「彼はこんなことは言っていないのでは？」という議論もありますが，ほかの人の言葉であっても，この言葉は核心を突いています）。

簡単に言えば，

「同じことをやっていても，今まで以上に優れた成果は出ない。」

ということです。

私たちの仕事に当てはめると，頑張った分だけ，少しは何かがよくなるのでしょうが，同じ方法を続けていたら，今の状況とあまり変わらない，「今までの延長線上の結果」になってしまうということです。

そこで，高い目標を達成する方法を考えるコツの一つは，「同じことをやっているだけではダメだ」と認識して，達成の方法は「新しいアイデア」を軸にすることです。

もともと高い目標を決めるのは，**Step 2** の**コツ6**で説明したとおり，「今までの延長線上の結果」に落ち着きたくないためですから，「**高い目標を決める**」ことと，「**新しいアイデアでの達成方法を考える**」ことは切り離せない組み合わせです。

私たちは，今までやっていたことをつい続けていこうとする心理になりますから，かなり極端に意識をすることが重要だと思います。

「新しいアイデア」と言いましたが，斬新なとか，誰もやっていない，という意味ではありません。「**自分が今までやってきたこととは違う**」という意味です。

「今まではこのやり方だったけれど，これからはこのやり方で」と，違うことが

明確に言えるようにします。

　達成方法を一通り考えたら，2つに分けるといいでしょう。
① 今までもやっていたこと
② 今までやっていなかったこと，なかった発想の方法

　そして，②の「今までやっていなかったこと，なかった発想の方法」があるのか
を自身でチェックします。
　しかも，これが，おまけや付け足しのレベル感であるだけではダメです。①の「今
までもやっていたこと」が達成するための方法として軸になっているようでは，結
局，同じようなことが中心になって，高い目標は決して達成できません。
　こだわるのは，「今までやっていなかったこと，なかった発想の方法」ですが，
同時に，今までの過去をすべて捨てて，すべて否定する，ということでもなく，今
までやってきたことも活かすことは考える必要があります。

　そこで，①の「今までもやっていたこと」を活かすために，3つに分けます。
①の（1）うまくいっているので続けるべきこと
①の（2）やり方を変えること
①の（3）やめること
　こうして，①の（1）と①の（2），これらが②の「今までやっていなかったこと，
なかった発想の方法」と組み合わされていれば，達成できる方法としてはしっかり
したものになるはずです。

　達成方法を考えるときにじゃまになるのは，私たちの経験です。やってきたこと
があると，つい，「今までやってきたことをもっと頑張ろう」という気になってし
まうので，「ちょっと待てよ」「このままの方法ではダメだ」と考え直してください。

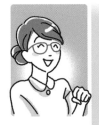

皆に「やりがいをもとう」と言い続けてきたのですが，この状態ですから，これ以上言っても確かにダメですね。違うアプローチを考えないと。
ほかの病院で働く友人が，「師長さんや部長さんにも入ってもらって，お昼を食べながら看護のやりがいを語る」というのをしていると言っていました。これがいいかもしれません。新しい取り組みが必要ですから。

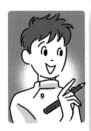

今までも「転倒・転落の問題が起こったら全員で共有する」をやってきましたが，これを続けるだけではダメな気はします。これは必要だから続けるにしても，違うことを考えないといけません。ちょっと漠然としていたのだと思います。
転倒・転落の問題が起きるのは，患者さんのアセスメントができていないからなので，アセスメントの仕方の勉強会やマニュアルづくりが必要かもしれません。

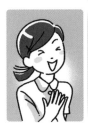

頑張るにしても，どうやるかに工夫が要るということですよね。
確かに，学校の勉強も効果的な方法をいろいろと考えてやってきましたから，同じですね。今までやってきたことではダメだと思って考えます。

思いついたことを達成方法にしている気がして，本当にこれでいいのかわからない。

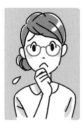

スタッフの手指衛生，なぜできていないのかがよくわからないのですが，達成の方法を 3 項目出しました。
① 消毒が必要な場所に貼り紙をする。
② 毎日，衛生剤の使用量チェックをする。
③ 振り返りの話し合いを行う。
自分で書いていながら，こんなことで徹底できるのか，よくわかりません。

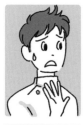

転倒・転落の数字がなかなか改善しないのが，本当に問題です。
今回も達成方法を書いたのですが，これまでも変化がありませんでしたから，考え方が間違っているのでしょうか。

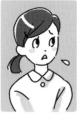

達成計画は間違わないようにしないといけないのですが，どんなところから考えたらいいのかよくわかりません。

　目標に対していろいろと方法を考えて取り組んでもなかなか成果が出ない，目標が達成できない，ということがよくあります。「これで達成できるんじゃないか」と思って決めたのにもかかわらず，達成できない，そこには理由があります。
　適切な達成方法を考えるための基本的な手順がわかると，うまくできるようになります。

焦点を見つけて,「こうだから,こうする」で方法を決める。

売り上げを上げたいという企業の担当者が言います。

「この商品,期待していたより売れていなくて。今年は 20％売り上げを伸ばしたいので,われわれも SNS に今年は力を入れていきたいと思っています。」

私が優しく聞きます。

「本当にそれをしたら目標が達成できそうですか？」

担当者が言います。

「うちはこんなこともやってないので……。」

こんなことがよくあります。達成方法が,よくあるあてずっぽうの発想です。

今や,広告や PR に SNS を使う企業ばかりですので,この担当者もやらなければいけないと思ったのでしょう。売り上げを上げるためには何がポイントなのかを明らかにせずに,「SNS をやる」と決めつけてしまっています。こんなあてずっぽうの発想で方法を決めても目標が達成できるわけがありません（できたら,奇跡としか言いようがありません）。

担当者がやるべきことは,どんなことをやるかを決める前に,売れていない理由を見つけること,どの部分が売れるようになるためのカギなのかを見つけることです。

そもそもそんな機能の商品は求められていないのかもしれません。説明がわかりにくいのかもしれません。信じられないのかもしれません。見た目の印象がよくないのかもしれません。価格が適切でないのかもしれません。買いやすいところにないのかもしれません。

今の問題点が何か,カギになるポイントが何かがわかれば,当然,適切なアクションをとることができます。

目標を達成する方法を考えるときに重要なことは,「**これに対してアクションをとれば目標が達成できる**」という**ポイントを見つける**ことです。目標を決めるときもそうでしたが,私たちはつい,「やること」を決めてしまいたくなりますので,やることを具体的に決める前に,**どこに焦点を当てるのかを見つける**ことです。

もっと簡単に言うと,「なんかわからないけど,こうしよう」ではなく,「**こうだから,こうしよう**」という思考パターンで達成の方法を決める。これを徹底するということです。

医療も同じです。

「この患者さん，体調が悪そうだから，とにかく最近流行のこの薬を注射しておこう」。こんなことはしないはずです。

「一体この人はどこが悪いのか」を診断して，それに対しての医療を施し，手当てをする，「こうだから，こうする」という思考パターンで，やることを決めているはずです。

実は，これが「論理的」ということです。「論理的」と言うと，ロジカルシンキングだとか，演繹法と帰納法だとか，また難しい話になりがちですが，論理的に仕事をするということは，「こうだから，こうする」と根拠をもってやることを決める，というシンプルなことです。論理的にやれば結果は出ますし，論理的にやらなければ結果は出ません（奇跡的な場合以外は）。

「こうだから」というポイントとなるところを見つけるには，次の2つのどちらか，または両方をやるといいでしょう。

① 対象を場面や人で分類して，ポイントを見つける。

医療で言うと，「調子が悪い」と言ったときに，体のどこが悪いのかをはっきりさせるということと同じです。どんな場面でどうなっているのか，誰がどうなっているのかなど，何通りかに分類して，何がポイントなのかを判断できるようにします。

たとえば，転倒・転落の問題であれば，転倒がどこで起こっているのか，どんな患者さんに起こっているのかなど，問題を分類して集計します。すると，どのようなケースが焦点を当てるべき重要なことかを考えることができます。

② 「なぜ」「どうしたら」を深掘りして，ポイントを見つける。

医療で言うと，その膝の症状は何が原因なのか，なぜ痛みがあるのかを調べることと同じです。いわゆる「分析」という作業です。「なぜ」「なぜ」と理由や原因を深掘りし，根っ子にある原因（「真因」と呼ばれます）を明らかにします。「なぜなぜ分析」と言われる作業がこの作業です。

重要なのは，「全部出して整理をする」アプローチでまとめることです。整理されたものは，ロジックツリーと呼ばれる構造に整理すると，考えやすくなります。

仕事の仕方には，
○ あてずっぽうでやることを決めて，奇跡を期待するのか
○ 論理的に根拠をもって，やることを決めていくのか
この2つしかありませんので，ぜひ，論理的に仕事をするパターンを徹底してください。

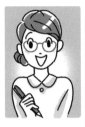

漠然と思いつきで「やること」を考えていたので，手指衛生が徹底できていないのがなぜなのか，「なぜなぜ分析」で深掘りして，「ロジックツリー」に整理してみました。

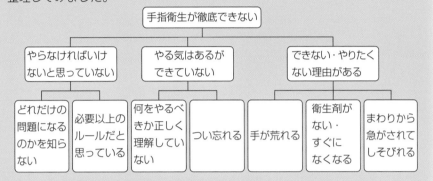

これを皆に見せたところ，ポイントは，

　①どれだけの問題になるのかを知らない。

　②いつ，どこで，なぜ手指衛生をやるのか，十分に理解できていない。

　③まわりから急がされてしそびれる。

この3点だとわかりましたので，これらに対するアクションを考えて，目標を達成する方法にしたいと思います。

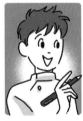

転倒・転落の過去1年間の記録を集計してみると，「夜間，トイレに行くとき」の問題が一番高い比率で，重篤になる比率も高いので，ここに焦点を当てた計画を立てます。

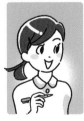

これまでも頑張ってやってきたつもりでしたが，確かに「思いつき」的なやり方だったと思います。しっかり状況を把握して，焦点にするところはどこかを考えます。

新しいアイデアが思いつかない。

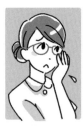

新しいアイデアが要るのだと思いますが，私は，頭が固くなっているんだと思います。感染防止の手指衛生が徹底できませんが，もう何年か取り組んできましたから，思いつくことは全部やってきた気がします。
違うことが思いつけません。どうしたらいいのでしょうか？

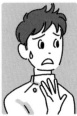

私は発想力がある方だとは思えませんので，達成方法の新しいアイデアを思いつける気がしないのですが……。

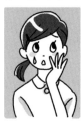

新しいアイデアが思いつける人を尊敬します。
私にはその才能はありません。才能がないのだから，どうにもならないですよね。

　新しいアイデアが要ると言っても，問題は，それをどう出すかです。
　経験があればあるほど，やりつくしてきているでしょうし，経験がなければ思いつくことさえないかもしれません。
　新しいアイデアを出せる人と出せない人は，才能があるか，ないかの違いではなく，アイデアの出し方を知っているか，いないかです。
　どうしたら新しいアイデアを達成方法に組み込めるのか，やり方を考えてみましょう。

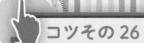

情報を徹底的に集める。

「新しいアイデア」「今までやっていなかった方法」を出すのは，「考える」ではなく「探す」ことだと思うといいかもしれません。

これも私たちの習性と言ったらいいのでしょうか，私たちは自分で思いつくことの中で考えようとしてしまいます。すると，なかなか新しいことは思いつくことができませんし，今までと同じ枠の中での発想になり，大体同じことをやることになってしまいます。

英語に，「車輪の再発明をするな」（Don't reinvent the wheel.）という言い方があります。

「重いものを早く動かしたいなら，人はすでに車輪というものを発明したのだから，車輪を付けたらいいでしょ。方法を探して悩み考え続けるのは無駄だし，一から考えて，車輪を発明したとしても無意味だよ」という意味です。

そもそもすでにある方法や技術を無視して，再び一から考えようとするのは全く無駄だ，という慣用句です。この言葉は，「時間を無駄に使うな」という意味で使われることが多いのですが，すでにどこかにあるものは活かすのが賢いという考え方が重要です。

これから自分が解決しようとしていること，達成しようとしていることは，どこかの誰かがすでにうまくやる方法を知っているのではないでしょうか？　完璧に同じケースではなくても，限りなく近いケースがあるかもしれませんし，一部参考になるケースは必ずあるはずです。

そこで，コツですが，新しい達成方法のアイデアのためには，**情報を徹底的に集める**ことです。

「同僚は何をしているのか？」

「先輩や上司は何をしているのか？」

「ほかの病棟は何をしているのか？」

「ほかの部署は何をしているのか？」

「ほかの病院は何をしているのか？」

「医療や看護に関わる企業は何をしているのか？　何を知っているのか？」

「ほかの国の病院では何をしているのか？」

医療や看護で扱うことは，医療と看護の世界の中の多くの人が経験をもっていて，どこかにそれをうまくやっている人がいますから，まずは徹底的に調べるべきです。**多くのことについて，「ほとんどそのまま」取り入れられる**のではないでしょうか。

情報をとりに行く領域を広げれば広げるほど，自分では思いつかない「方法」が次から次へと必ず出てきます。

「日本の企業は何をしているのか？」

「ほかの国の企業は何をしているのか？」

「行政や教育界は何をしているのか？」

医療や看護特有のテーマでないこと，たとえば，人材育成や組織づくりなどは，ぜひ，**医療の世界を超えて情報を集める**といいでしょう。さまざまな領域の組織が同じことに取り組んでいます。

特に，接遇や患者の満足度をよくすること，難しい患者の対応などは，「患者」を「顧客」や「消費者」に置き換えれば，それを自社の勝負どころにしている企業が数多くありますので，参考になることが必ずあるはずです。

たとえば，安全管理に関わることは，看護界や医療界に多くのノウハウがもちろんありますし，企業の世界には，看護界や医療界とは違う発想や方法があります。看護と医療の内側と外側での情報で参考になることがたくさんあります。

新しいアイデアは，「発想力のある人，才能のある人が思いつけるもの」という印象があるかもしれませんが，そんなことは絶対にありません。新しいことを思いつくのが得意な人は何をしているかと言うと，必ずどこかの何か参考になることを探していて，似たようなことを自分がやりたいことに当てはめるという作業をしています。

アイデアが空気の中から浮かんでくることはありません。**勝負は，情報を集めること**です。

「最近の若い子はすぐスマホで調べる」と批判的に言う方がいますが，私は，「すぐに調べる」は習慣として素晴らしいと思います（ただし，話の途中で調べるとかいう，相手に対する礼儀の問題には気をつけてください）。

これだけ，情報が簡単にとれる仕組みがある時代になったのですから，「できる，できない」ではありません。「やるか，やらないか」という違いです。ぜひ，情報を徹底的に集めることを大切なことと認識していただきたいと思います。

解決！

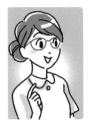

手指衛生を徹底するためには，まずはうまくやっている病院の例を調べなければいけないと思いました。皆さん，結局，同じような問題を抱え，同じことを目指していると思いますので。
安全管理の理論として行動科学的に実証されていることもありますから，最新の文献レビューや学会発表などを見ないといけないですね。
また，うまくやっていらっしゃる安全管理の方々の体験から生まれるノウハウもありますから，参考にできることを集めたいと思います。どこに情報があるかを調べてみます。
誰かがうまくやっているのでしたら，私たちにもできるはずですから。

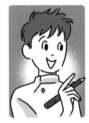

自分で考えなければいけないと思っていました。情報ですね。集めてみます。

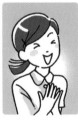

もう少しいろいろな人に参考になる情報がないか聞くことにします。
今までは，まわりの聞きやすい人にしか聞いていませんでしたから。

1

2

3

4

5

6

「それはできない」と思って，結局，いつもの方法になってしまう。

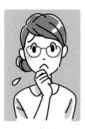

いろいろと情報を集めても，結局，うちの病院でできそうないいアイデアはありませんでした。ほかのところはレベルが高いので。
いつもの方法以外，何か本当にあるのでしょうか？

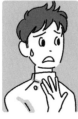

ほかの病院ではうまくやっているようですけれども，うちでもできるアイデアはなかなかありません。
結局は，今までやってきたことを改善しながらやるしかないと思います。

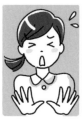

私はよくわかっていないと思いますので，先輩方から「そんなことできるわけないでしょ。何考えているの！」と言われないようにしないといけないです。

　情報を集めて，新しいアイデアを取り入れようとしても，「これをやっていこう」と思える新しいアイデアが思いつけるということは，よくあることではありません。
　「無理なこと」をやろうとしても無駄だし，ほかの人から何を言われるかもわかりません。しかしながら，新しいアイデアは，実際にはいくらでもありますから，それをどう実際に活かしていくのか，発想と方法を知って，実践していただきたいと思います。

「なんでもあり」で一度考える。

　「日本の社会は，一人一人が社会全体のことを考えて，社会のまとまりを維持している」。日本の国内，世界でも多くの人がこう言います。私も長い間いろいろな国の人たちと一緒に働いたので，本当にこのとおりだと思います。素晴らしいことなので，大切にしていきたい日本の社会の強みです。

　ただ，実は，**Step 6** の Column 9 で詳しく説明しますが，この特徴の裏返しがあります。これも多くの人が同じことを言いますが，日本の文化で育った私たちは，社会のことを考える習慣がついているため，自然と当たり障りないことで考えてしまう傾向があるのです。

　そもそも，日本だけではなく，人はどの文化で育っても，今までをベースに考えるので，「今まであったこと」の「枠」の中で考えてしまう傾向があります。ですので，問題解決の力が重要と考えている欧米では，そのスキルとして，"out-of-box thinking" という思考の方法を教えます。直訳すると「箱の外思考」ですが，意味するところは，「枠にはまらないで考える」ということです。

　「こんなに大変なことはできないだろう。」
　「こんなにお金のかかることはできないだろう。」
　「誰もやったことないから，できないだろう。」
　「病院だと普通，こんなことはしないだろう。」
　「普通は，こんなことはしないだろう。」
　こんな感覚があって，私たちは，**知らない間にアイデアの幅を狭めてしまっています**。いろいろと知っていることを思い出そうとしても，情報を徹底的に集めたとしても，これではなかなか新しいアイデアが生まれません。

　「枠にはまらないで考える」のは，訓練で身につけることですが，「枠にはまらないようにする」は無理で，訓練するのは，「私たちは枠にはまってしまうので，**枠を外して考える**」習慣をつけることです。

　そこで，達成方法で新しいアイデアを考えるためには「枠を外して考える」ことをしなければならないので，そのコツは，「なんでもあり」で一度考える，と意識

をもつだけではなく，手順として組み込むことです。

　最後は現実的な達成方法にならなければいけませんので，手順としては，

①アイデアの幅を広げるために，「なんでもあり」でアイデアを出す（発散）。

②目標達成に役立ちそうなアイデアを現実的にする（収束）。

　勝負は，アイデアの幅を広げるところです。とにかく私たちは「なんでもあり」が苦手ですから，アイデアが出せるかどうかは「なんでもあり」をどれだけ意識してやるかにかかってきます。できる・できないにかかわらず，可能性のあることをできるだけ出すという作業です。

　できるだけアイデアの幅を広げたいので，さまざまな経験をもつ，立場の違う人が参加した場を設け，どんなアイデアも誰からも否定されないというルールをつくって，完全に自由に，ほかの人の意見を面白がって広げるというやり方をすると，アイデア出しはうまくいきます。

　これはかの有名な「ブレインストーミング」という手法で，70年も前に広告会社の重役だった Alex F. Osborn 氏が，自身のノウハウとして著書で紹介した手法です。

　チームの目標に対してチームで達成の方法を考えるときはこの「ブレインストーミング」ですが，自分自身で自分の目標シート上に達成方法を考えるときには皆でやってもらうわけにはいきませんので「1人ブレインストーミング」です。

　まずは時間をしっかりとって，「枠を外して考えるぞ」と思って考えるのですが，ちょっとしたテクニックを2つ，紹介しておきます。

　1つ目は，「もし〇〇の制限がなかったら」でアイデアを出す方法です。まさに枠になっていることを一つ一つ外してみます。たとえば，「上司の承認が要らなかったなら」「皆がなんでも協力してくれたら」「時間がかかってもいいなら」「いくらお金を使ってもいいなら」「ここが病院じゃなかったら」などです。本当に確実に，普通は思いつかないことが思いつけます。

　2つ目は，「〇〇さんならどう考えるか」で考える方法です。この人はすごい，面白いアイデアを出すな，と思うテレビで見る人，まわりの人，アイデア力のある企業名を当てはめたりして考えます。不思議なことですが，たったこれだけのことで，絶対に普通は自分では思いも寄らないアイデアを思いつくことができます。

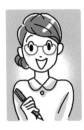

このイメージで実際やってみました。今まで，あえて「なんでもあり」，という考え方はしたことがありませんでした。

どれだけ自分たちが勝手に「できないだろう」と思い込んでいたのかがわかりました。何をやるときでも，この流れでアイデアを考えるようにしたいと思います。

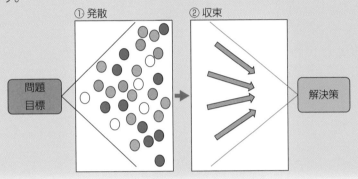

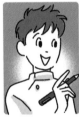

確かに私も，「こんなことは現実的ではない」と無意識のうちに思って，いろいろなアイデアを考える前にダメだと判断していました。ちょうど，経験を積んできたのが逆効果だったのだと思います。

「なんでもあり」で一度考えること，これからはしっかりやるようにします。

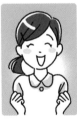

私には，まだ「常識」がありませんから，「常識にとらわれない」を私の強みにしてやっていきたいと思います。

「なんでもあり」なら，私のネット情報収集力だって活かせますから。

1
2
3
4
5
6

この達成方法でいいのか，自信がもてない。

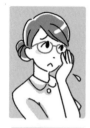

達成方法を書いたのですが，これでいいのか，よくないのか，わかりません。部長さんから「いい計画になっていると自分で思う？」と聞かれて，思わず「自信がありません」と答えてしまいました。

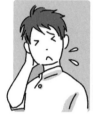

達成方法，いつも，いくつかの方法を考えてリストアップしていますが，これでいいのか，いつも「これで行くぞ」という感じにはなりません。どうしたらいいのでしょうか。

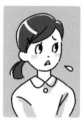

私の書いた達成方法は間違っていないでしょうか。
これが正解なのか，よくわかりません。

　達成方法を書いたとしても，なんとなく「これでいいのだろうか？」と感じることがあると思います。自分で書いた達成方法に自信がないということです。

　高い目標を達成することを目指すのですから，なかなか自信のもてる内容になりませんし，どういう視点で「これでいい」と判断できるのか，とても難しいところです。

　自信がもてないことをやっても，目標は達成できませんから，どうしたら自信をもてる達成方法のリストにできるか，どう自分が判断するのかをつかんでおきたいと思います。

達成方法は「3本の柱」になっているか，にこだわる。

以前，政府が経済を回復させる目標を掲げた際，それを実現する方法として3つの戦略があり，それを戦国武将・毛利元就の言葉になぞらえて，「3本の矢」と呼んでいました。3つの違う発想の取り組みを並行して行うことで目標を必ず達成させる，という考え方です。

私たちが目標に対して達成する方法をまとめるときにも，同じような考え方をするとうまくいきます。

ポイントは「3」です。高い目標を達成しようとするには，「3つくらいは軸になる考え方が必要である」という発想です。絶対に「3」でなければならないのかと言うと，そういうわけではないのですが，目安にするといいと思います。

1つや2つのことを取り組めば達成できるほど，「目標を達成する」ということは簡単ではないでしょうし，4つ，5つになると活動がばらばらになってしまい，全体が成り立たなくなる。この中間，それが「3」です。

政府は「3本の矢」と言っていましたが，ここは少し，アレンジをした方がいいでしょう。「矢」と言うと，「一本一本は細いけれども，合わせれば強くなる」というイメージになっています。しかしここでは，一本一本が細かったら，十分ではありません。一つ一つに力がなければ，高い目標を達成できるとは思えませんので，イメージとしては「矢」ではなく「柱」です。

つまり，達成方法をまとめるコツとして，「3本の柱」を創るつもりで考えて，「3本の柱」になっているかどうかを見る，ということがあります。「『3本の柱』がある」と自分で確信をもてれば，いい達成方法ができたということです。

では，どうしたら3本の柱に行き着けるのか，という話です。

① コツ25のとおり，「焦点を当てること」を明確にします。

② そして，「焦点を当てること」に対してのアイデアを，コツ27の「なんでもあり」で時間を十分に注ぎ込んで考えて書き出します。後で整理がしやすいので，一つ一つのアイデアを付箋紙に書いておくといいでしょう。

③ ここからが勝負ですが，出て来たアイデアを「似たもの」でまとめ，グループ分けします。

④ グループ分けしたら，それぞれのグループはどんな発想のアイデアのグルー

プなのか，タイトルをつけます。ほかとは違う発想で，それ1つで成り立っている最小のグループもあるでしょう。多くのアイデアが入っているグループは，さらにグループの中で似たもの同士をグループ分けします。

⑤ 全体が整理された形で把握できましたので，どのアイデアのグループが目標達成に効果があるのか，トップ3のグループを選びます。

⑥ このトップ3が達成方法の「3本の柱」になるよう，それぞれの内容を現実的なものにして，磨き，明確にします。

⑦「3本の柱」になっている感じがして，これで目標が達成できそうであれば，完成です。

⑧ もし「3本の柱」になっている感じがしなければ，ここで済まさずに，しっかりと考え直します。

どの辺りが足りない感じがするのか，そこに集中してもう一度徹底して情報を集め，さらにもう一度「なんでもあり」で考えて，同じ作業を繰り返します。「3本の柱」を揃えることができた，と思えるまで，作業を繰り返してください。この時点で「3本の柱」があるかどうか自分で確信がもてていなければ，絶対に目標は達成できません。

整理するところが「KJ法だな」と思われる方もいると思いますが，私がおすすめしているのは，もっとシンプルな，ただの「アイデアのグループ分け」です。この手順でグループ分けしてみると，それぞれのグループはある特定の発想で考えていた，ということに気づきます。発想が明確になれば強い柱にすることができますので，このとおりの手順で達成方法を考えれば「3本の柱」に行き着きます。

この手順に特別なスキルが要るかと言えば，そうではないと思います。**手順を知っておいて，手順どおりにやるだけです。**

最終的には，「答え」とか「正解」とかは絶対にありません。自分自身が「自信をもてる」までこの作業をやる。それだけです。

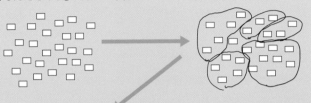

解　決！

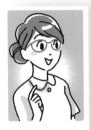

① 「なんでもあり」ですべて出す。　　② 「似たもの」同士でグループ分けする。

③ 重要だと思うグループトップ3を選ぶ。　④ トップ3のアイデアを書き出し，
　　　　　　　　　　　　　　　　　　　　　「3本の柱」になるかを検討する。

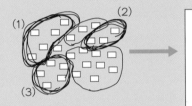

達成の方法：
(1) リスクの大きさを認識させる
　　（実際の具体例で示す）。
(2) 徹底してチェックをする。
(3) 前向きな気持ちをつくる
　　（達成時にチームで祝う予定を立てる）。

この手順のとおりやってみたら，「3本の柱」が見えてきました。これを詰め
て考えます。

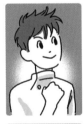

「3本の柱」という感覚，今まで，こんな感覚はもっていませんでした。
3つくらいは達成のためのアプローチを考えていたのですが，一つ一つの強さ
にこだわればいいのですね。弱いところがありますので，どうしたらいいか
考えてみます。

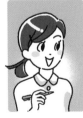

「正解」とか「正しい」とかではなく，「自分が自信をもてるか」なんですね。
自信をもてる方法になるように考えます。

1

2

3

4

5

6

つまり，達成方法を考える手順は？

達成方法の考え方をまとめて，全体をつかめるようにしたいと思います。

手順は，

① 焦点を当てるところを見つける（**コツ 25**）。

② 情報を徹底的に集め，「なんでもあり」で一度考える（**コツ 26 と 27**）。

③ 新しいアイデアが軸になっていることを確認し，自信をもてる「3 本の柱」をつくる（**コツ 24 と 28**）。

という流れです。イメージは，図のとおりです。

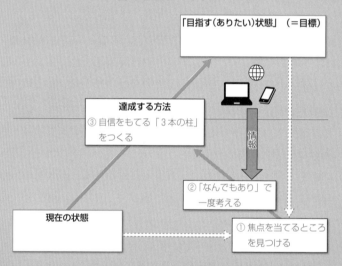

※これは，あくまでもイメージ図です。①と②の手順は，「可能性のあることをすべて書き出す ⇒ 整理する」というパターンで考える作業ですので，空欄を埋めるだけで済ませることのないようにしてください。

　目標を何項目か決めているときは，目標一つ一つを別々にこの流れで考えてください。まとめてやろうと思うとぐちゃぐちゃになるか，一つ一つがあいまいになってしまいます。違うことを混ぜないで一つ一つを考えることを，ぜひ，徹底してください。

　手順自体はシンプルですが，実際にこれをやるためには時間とエネルギーを注ぎ込む必要があります。**コツ 22** の「達成方法は簡単に思いつけるはずがない」という前提を思い出して，スケジュールを組んで取り組んでください。

　もちろん，自信をもてる「3 本の柱」に行き着くことは簡単ではありません。**コツ 23** の「絶対に何とかするぞ」という気持ちで，あきらめずに，達成方法を考えていただきたいと思います。

完成度にこだわって仕上げる

Putting together a "very-well-done" quality document.

　このステップは，全体をしっかりと整理して，仕上げるステップです。

　せっかくここまで一生懸命頑張って書いても，このステップを意識してやらないと，結局，中途半端になり，成果につながりませんから，勝負は，このステップをどれだけしっかりやるかです。

　完成度へのこだわりは，何をするにしてもその仕事の質を決めることですから，質の高い仕事ができる人になるために，このステップの「コツ」をしっかりとらえて実践してください。

自分たちのフォーマットで書くと，よくわからなくなる。

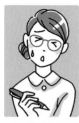

うちの病院のフォーマットと，この「コツ」の内容がちょっと違うので，どうまとめればいいでしょうか？
実は，病院のフォーマットは，なんかよくわからないなと思っていつも書いています。

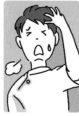

病院のフォーマットには，3つ目標を書く欄があって，この3つはどう考えたらいいのか，いつも実はわからないで書いています。3つくらいのことは一生懸命やりなさいということだとは思うのですが。
それと，「達成方法」の欄は，スペースがあって，10行くらいの文章で埋めて，書類としての体裁を整えているという状態になってしまっています。皆，そんな感じで書いていますので。

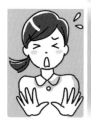

フォーマットをもらったのですが，どの項目に何を書いたらいいのかわかりません。「コツ」を学んだので活かしたいのですが……。

　病院や施設によってフォーマットは決まっていると思いますが，もちろん日本全国，千差万別です。

　フォーマットは，過去のいつか，誰かが決めたものを使い続けている，という状態であることが多いので，その当時は意図をもって決められたとしても，今や，説明もなく使うことになっている，という状況がほとんどではないでしょうか。

　ここまで読んでいただきましたから，決められたフォーマットで考えるのではなく，ここまでの「コツ」の考え方で，自分たちのフォーマットを使いこなすことを考えていただきたいと思います。

「4 領域の目標」×「3 本の柱」で一度まとめる。

　提出用のシートを書く前に，**このフォーマットに書き出してみる**といいと思います。ここまでの考え方を反映させていて，考えるべきことを考えやすく，わかりやすく整理できるのが，このフォーマットです。これに一度書き出せば，中身は充実したものになっているはずですから，自身の病院で使っているシートのフォーマットがどうであれ，後は当てはまる部分を書き写すだけです（もし，自分がフォーマットの変更に影響できる立場でしたら，この方向で変更すると，格段に考えやすく，書きやすくなりますので，ぜひ，師長さん，部長さんと相談してください）。

　フォーマットを確認しましょう。
　まず，表頭（表の上に横に並んでいる）項目です。左から，
　① **「現状」と「3 年後のあるべき姿」の違いを明確にしておきます。**
　② そして，3 年後に向けての，最初のこの 1 年目，1 年後にはどの状態にしておきたいかを書きます。これが**「今年度の目標」の「目指す状態」**です。
　③ **達成基準を数値化で明確にします。**
　④ それぞれの目標に**「3 本の柱」の達成方法を書きます。**
　⑤ さらに，達成方法それぞれにまた，達成基準として数値化までできれば理想的です。

（部署）　（名前）		現状	3 年後のあるべき姿	今年度の目標 目指す状態	達成基準	達成方法	（日付）達成方法の達成基準
今年度果たしたいこと	患者にとっての価値	①		②	③	1 ④	⑤
						2	
						3	
	財務の健全性					1	
						2	
						3	
将来のために	仕事の仕方と仕組み					1	
						2	
						3	
	人材と組織					1	
						2	
						3	

〔中長期的な「あるべき姿」を考えなくていい場合〕

　あまり中長期的なことがなければ，「3年後のあるべき姿」がなくてもいいですから，ここを削除して少しシンプルにした，こちらのフォーマットです。これが一番使いやすいでしょう。

　一番右にある「達成方法の達成基準」は，目標を書くことに慣れてきたら書いてみるといいと思います（あまり難しくなりすぎては，そもそもこの本の意図から外れてしまいますので）。

　目標を数値化するのと同じで，達成方法も数値化しておくと，達成状況が明確になるため，「これが書ければ理想的」としています。

「3年後のあるべき姿」を削除

(部署)		現状	目標（　年　月末）		達成方法	達成方法の達成基準
			目指す状態	達成基準		
今年度果たしたいこと	患者にとっての価値				1	
					2	
					3	
	財務の健全性				1	
					2	
					3	
将来のために	仕事の仕方と仕組み				1	
					2	
					3	
	人材と組織				1	
					2	
					3	

（名前）　　　　　（日付）

　次は，表側（縦に並んでいる）項目です。

　Step 2の**コツ13**で解説した，「患者にとっての価値」「財務の健全性」「仕事の仕方と仕組み」「人材と組織」，それぞれの領域に目標を立てるとすると何を目標とするかを1つずつ書いてみます。

　こう仕上げると，4つの重要な領域に1つずつ，バランスのいい，全方位的な目標のシートになります（特に，経験のある主任さんや師長さんなどの立場で，病棟全体を見る役割の方は，この4項目をぜひ考えていただきたいと思います。また，新人の方も，この4項目を考えることを始めておくと，「目線の高い」，仕事ができる優秀な人材になれます）。

　もし，自身の病院のフォーマットが目標を1つ書くものであれば，この中から最も重要な1つを選べばいいですし，3つ書くものなら，重要な3つを選びます。

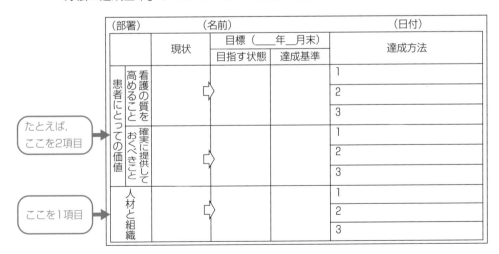

| (部署) | (名前) | | | 今年度の目標 | | | (日付) |
		現状	3年後のあるべき姿	目指す状態	達成基準	達成方法	達成方法の達成基準
今年度果たしたいこと	患者にとっての価値		⇒			1	
						2	
						3	
	財務の健全性		⇒			1	
						2	
						3	
将来のために	仕事の仕方と仕組み		⇒			1	
						2	
						3	
	人材と組織		⇒			1	
						2	
						3	

　また，1つの領域に2つの目標を立ててももちろんかまいません。特に，最初の項目「患者にとっての価値」は看護の業務そのものですからここを大きく扱い，この中で一つは「**看護の質を高めること**」，もう一つは安全や人権の話など「**確実に提供しておくべきこと**」，それぞれの目標を立てると，いい項目立てになります。

　さらに，それに加えて，人材育成の目標を1項目入れることが多いですから，最も「**典型的な3項目**」はこんなイメージです。どの項目を選んだらいいかがわからなくなったら，この3項目で考えてみることをおすすめします。また，「達成方法の達成基準」までなくてもいいと思います。

| (部署) | (名前) | | 目標（＿＿年＿月末） | | | (日付) |
		現状	目指す状態	達成基準	達成方法	
患者にとっての価値	看護の質を高めること		⇒		1	
					2	
					3	
	確実に提供しておくべきこと		⇒		1	
					2	
					3	
	人材と組織		⇒		1	
					2	
					3	

たとえば，ここを2項目 →

ここを1項目 →

　先ほども触れましたが，もし，自分が所属病院・施設の目標シートの変更に影響を及ぼせる立場ならば，ぜひ，フォーマット自体をいいもの，使いやすいものに変えることに取り組んでください。

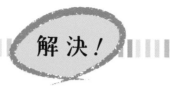

解決！

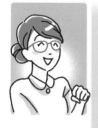

実は，私たちの病院で今まで使っていた目標管理シートのフォーマットは，表頭の項目に，数値目標と達成計画だけを書くようになっていたので，これを書くだけでは，考えるべきことを考えたことになっていないと思いました。安易に数字を決めて，安易に「やること」を決めている感じでしたから。

病院全体のフォーマットはすぐに変えられないと思いますので，まずは師長さんと相談して，病棟の皆で，一度「コツ」に基づいたフォーマットで書いてみる仕組みにしたいと思います。

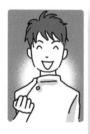

私は，まずは「患者にとっての価値」を2つと，「人材と組織」を1つ，の3項目を目標にすることにします。

目標1．患者さんが入院中，安心して過ごせること

目標2．転倒・転落の問題解決

目標3．専門力を高めること

これを，具体的な目標にして，達成するための方法を一つ一つ整理したいと思います。特に2つ目の転倒・転落は複雑ですから，最終的にはゼロにすることを目標に，今回はまず絶対に重大な問題を起こさないことを目標化します。専門力も同じですね。

で，それぞれの目標に達成方法の「3本の柱」。考えているので，整理します。「3本の柱」ですから，箇条書きですよね。

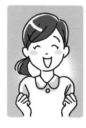

私は，「患者さんが入院中，常に清潔で快適にいられる」を目標にして，まとめます。3年もかけることではないので，3年後の欄のないシートに書いてみます。

そもそも，病院のフォーマットの項目の意味がよくわかっていなかったのですが，少し理解できた気がします。

▶ここで紹介したフォーマットを使って3人が整理した目標・達成方法を，巻末に掲載しています。

一度書けたら，できた気になる。

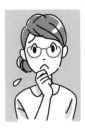

今回は，「コツ」に沿って考えました。かなり大変でしたが，昨日，頑張って仕上げました。師長さんに出そうと思ったのですが，師長さんが別件で忙しかったので出せず，今朝，出そうと思ったら，なんと，目標の内容と数値がかみ合っていない感じがするところを見つけました。
あれだけ考えて書いたのに，まだ，おかしなところがあったとは驚きです。昨日提出しなくてよかったです。また今日書き直します。全体をもう1回見直した方がいい感じです。

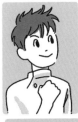

一つ一つ，かなり考えて書きましたから，これで完成です。
最後の1項目が本当に大変でした。なんとかうまくまとまったと思います。できてよかったです。今回は頑張りました。

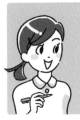

昨日，何とか仕上げました。私なりに頑張りました。いや，本当に頑張りました。
できてよかったです。書き上げれば気分がいいものです。早く出したいと思います。

　Step 4の**コツ22**で触れましたが，どうしても私たちは「できた」という状態に早くしたいと思ってしまいます。一つ一つ，考えて，考えて，考えて，書くわけですから，全体が一通りできたときには，「できた感」とその満足感は格別です。
　ところが，ところがです，それを，次の日に本気で見直してみると，実はまだかみ合っていないところがあったり，わかりにくいところがあったり，到底，完成したという状態でないことに自分自身でも気づきます。

最低5回，見直し，書き直す。

ここまでで，とりあえず一度書けました。しかしながら，ここで「できた」と思ってしまうと「まだ早い」ということになります。

目標に書いていることは，自分が重要だと思うことでしょうか？
その達成方法は，達成できそうな内容になっているでしょうか？
言葉は，一番的確な表現になっているでしょうか？
全体は，かみ合わないところなどがなく，成り立っているでしょうか？

まるで誰かほかの人が書いたものであるかのような感覚で自分が書いた目標シートを見直します。最低5回は「見直し，必要なところを書き直す」という作業をしてください。

どこかに自分がしっくり来ていないところはないでしょうか？

どこかに自分でしっくり来ていないところがあれば，絶対にこの後うまくいきません。
　一度書いたものを見直すのは気が進まなかったり，一度書いたものを書き直したくないという心理が働いてしまったりしますが，ここで完成度にこだわらないと，ここまで一生懸命考えてきたことが活かしきれない中途半端なものになってしまいます。

「これで行くぞ」と自分自身がやる気を感じるものになっているでしょうか？
「これで行けるぞ」と自分自身が自信をもてる内容になっているでしょうか？

この状態になっていたら完成です。
　これをどうしたらできるかと言うと，**自分の時間とエネルギーを注ぎ込むことしかありません。本当に5回書き直すつもりで見直し，実際に書き直すことです。**

　なぜこれだけ，「しっかりと書くこと」を強調しているかと言うと，もちろん，繰り返したとおり，ここで「あいまいさ」が残ったり，「かみ合わない感じ」が残ったりすると，1年間で取り組むことがどこかで「あいまい」になり，「かみ合わない」

ものになり，成果が出なくなってしまうから，ということもあるのですが，それに加えて，自分自身が仕事をマネジメントできるようになるための力をつける上で大変効果があるからです。

　その効果とは，具体的には2つあります。

　1つ目は，「実行」の前に「計画」をする習慣がつくことです。仕事を効果的にマネジメントするとは，どんなプロセスで仕事をすることかと言うと，
　①まず，「計画」をしっかりと立てる。
　②「実行」を徹底的にする。
この①と②を，このシンプルな順番で，2つを混ぜないでそれぞれをしっかりやることであり，それが何よりも大事なことです。目標シートをしっかり書く，ということはこの仕事の仕方を身につけること以外の何物でもありません。

　ちなみに，考えるよりも早く動くことが大切だ，ということが言われることがあります。これは，「考えないで動こう」ということでは決してなく，「早く考えて，早く動こう」，あるいは「早く動くために早く考えよう」ということを言っているはずで，「下手の考え休むに似たり」，つまり，意味なく考えて（考えているふりをして），時間を無駄にしたり，グズグズしていてはダメだ，ということです。

　そして2つ目は，書き出したものを見直して質を高めるという作業をすることで，**自分自身の論理的な思考力をつける訓練になる**ということです。

　考えること自体が仕事で必要な思考力をつける訓練になりますから，ここに時間とエネルギーを注ぎ込めば，非常に効果的な訓練をしたことになり，当たり前なことですが，考えることを一生懸命やればやるほど，考える力をつけることができるということです。

　特に，最後の最後で質を高めるところが，いわば，優れた思考のトップの部分です。最後に磨けるのが優れた思考で，最後に磨かずに終わってしまうのが中途半端な思考というわけです。

　ということで，ぜひ，自分が成果を出すためにも，自分が力をつけるためにも，この最後の5回の見直しを，時間とエネルギーを注ぎ込んでやっていただければと思います。

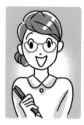

何度も見直すと，必ず，「これは微妙ね」と思うところが出てきます。実際，「5回見直そう」ということで，1日1回見直すことにして，真剣にやってみています。

今日で4日目。今日もやはり，「ここがおかしい」というところがありました。毎日，「これで完璧」と思ってしまっているのですが，客観的に見ることができていないのですね。明日ももう一度客観的に見直してみます。

実際に，かなり内容は明確で，整理されたのは間違いありません。確実に磨かれました。見直しと書き直しは大切なことがよくわかりました。

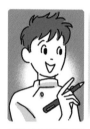

自分は思い込みが激しい方だと思いますし，すぐに「できた感」をもってしまうのも，確かにそうですから，10回見直して，書き直すつもりでやります。また，自分は言葉の使い方がいい加減な感じがするので，特に言葉の一つ一つの意味を考えて見直していこうと思います。

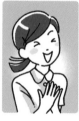

また，学校のときの話ですけど，小学校のときから先生が，テストで回答は見直しなさい，と言っていましたよね。結局，やるべきことは同じですよね。

まわりから意見をもらって修正しよう。

　私が看護協会や学会で実施するワークショップの中で，最も参加者にとって意味があり，私自身も大切に考えている時間は，参加者がお互いに自分の書いた目標シートをほかの人に見せてアドバイスを与え合う時間です。

　一人一人，自身が目標とするべきことは何なのかを自分の仕事として，「コツ」の考え方に従って見直し，書き直します。何度も書き直しますが，それを，4〜6人のグループでシェアをして，お互いにアドバイスをし合います。

　参加者はさまざまな病院や施設から来ていて，全くお互いのバックグラウンドも知らない状態ですので，ほかの参加者からのアドバイスが何の役に立つのだろうと疑問に思うかもしれませんが，これが大変有効です。

　「この辺りがちょっとわかりにくい。」
　「ここはあいまいで，具体的でない感じがする。」
　「こんな視点もあるのではないか？　こんな考え方もあるのではないか？」
　客観的に見たフィードバックは，さらに磨きをかけてシートを完成させるために，大変役に立ちます。病院単位でやることも多いのですが，同じ病院で働いている人たちとやっても全く同じ効果があります。隣で働いている人でも，実は違う発想をもっています。

　やってみるとわかるのですが，自分のものはうまく書けなくても，ほかの人が書いた目標シートはどこが明確ではないか，どうしたらもっと効果的なものになるかが，とてもよくわかります。

　書いた本人よりもわかるのは不思議なことですが，なぜかと言うと，ほかの人のものは，書き出されたことだけを見て，客観的に考えられるからです。「一つ一つを分けて考える」ことが完璧にできますし，書き出されたことがわかりやすいかわかりにくいかが，わかります。自分のものは，どうしてもいろいろなことが混ざってこんがらかってしまったり，明確かどうかが自分の思い込みになってしまったりするからです。

　ぜひ，自分で一度仕上げた目標シートをほかの人に見せてフィードバックをもらう機会をつくってください。師長さんに働き掛けて病棟単位でやるのももちろんとてもいいと思いますし，そこまで正式なものでなくても，誰かとお互いのシートを見せ合い，アドバイスをし合うということをしてみるといいでしょう。ほかの病院で働いている看護学校時代の友人とやるのも，もちろん一つの方法です。

心理的には，書いたものをまわりの人に「見せるのは恥ずかしい」とか，見せたものに対して「ダメ出しをされたら嫌だな」と，気が進まない面があるとは思いますが，質の高いシートに仕上げて，最高の成果を出すためですから，ぜひ，やってみてください。

　ただし条件は，お互いが相手の書いたものについて本気で考えて，思うことをしっかりと遠慮なく伝えるということです。お互いが相手に気を遣うと，すべてがあいまいになってしまいます。

　まずは，わかりにくいこと，あいまいなことがないかについて，コメントをもらうといいと思います。
　「わかりにくいところがあったら教えて」と言えば，相手はあまり気を遣わずに感じたことをそのまま言いやすいと思います。

　また，具体的に「こうした方がいいのでは？」というアドバイスをもらえることがあると思いますが，重要なことは，「それをどう取り入れるかを考えて決めるのは，あくまでも自分である」という認識です。
　「こうしたらいいんじゃない？」と言われてすぐに，「確かに」となることもあります。大変鋭いアドバイスで，自分自身もそのとおりだと本当に思えたならいいでしょう。
　ただ，アドバイスだからと言って，あまり考えずに，言われたことを鵜呑みにすると，また，自分の魂がこもっていないものになってしまいます。もちろん，すべてオープンな気持ちで聞かなければアドバイスをもらう意味はありませんが，たとえそれが経験のある先輩からのアドバイスであっても，じっくりと考えて，反映させるべきであれば反映させる，そうでなければ変えないことを，自分で判断しなければなりません。
　また，アドバイスをもらったことで，「あれ，どう考えたらいいんだろう？」と，また，わからなくなる，混乱する，ということもあるかもしれませんが，その場合は，まだ自分の考えが整理されていないということです。混乱してしまうことがわかって，考え直さなければいけないとわかったこと自体に，このやり取りをした価値があります。

　自分自身で5回見直して，考え直しても，それでもほかの人から見たら，わかりにくいところ，整理されていないところが見つかります。ぜひ，ストレートなアドバイスを前向きな姿勢でし合うことができる仲間を見つけて，質を高めるワンステップを入れてください。確実に質は高まりますし，内容に確信がもてるようになります。

上司と話をするのは，本当に気が重い。

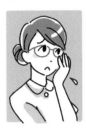 修正に修正を重ねたものを師長さんに提出しました。後は，何も言われないことを祈るばかりです。
自分の目標ですから，あまり変更させられず，このままやっていきたいので。

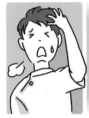 今年は，師長さん，部長さんとの確認の時間がなければいいなと思っています。
どうでしょう。やるのでしょうか？　気が進みません。
ダメ出しをされたら落ち込みますし，また書き直しになったら大変ですから。

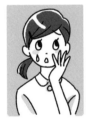 主任さんと師長さんから厳しい指導がないといいのですが。できるだけ，軽く話が終わると嬉しいです。

　上司から自分の書いた書類を直されたくない。
　そもそも，できるだけ，ああだこうだ言われたくない。
　この感覚は，世界共通ではないでしょうか？　「指示命令系統としての組織」という意識をもちながらも，「自分の考えで主体的に仕事をしたい」という想いの強い人であればあるほど，この問題に向き合うことになります。

　つまり，かなり頑張って書いた目標シートだからこそ，「できるだけ，上司に何も言われたくない」という心理になってしまうというのですが，頑張って仕上げたからこそ，大変もったいない状態です。

上司とは，前向きな気持ちでしっかり話す。

　自分の思うようにしたくて，書いた目標シートに上司から口出しされたくない。あるいは，そもそも上司とのやり取りが面倒だから，上司に目標シートの話を持ち出してほしくない。そんな気持ちになって，目標シートを提出する時期には，なるべく上司と会わないようにしようとさえ考えてしまったりします。

　ただ，ここは考え方を変える必要があります。目標シートのことこそ，自分から積極的に上司とみっちりと話をしようという姿勢，したいという気持ちが大切です。

　なぜなのか？　もう一度，**目標シートは誰のために書くのか，何のために書くのか**を思い出してみましょう。

　目標シートは，自分自身の努力が成果に結びつけられるため，自分自身のために書いているわけです。この目的に戻ると，自分の書いたシートについて上司としっかりと話をすることには，2つの重要な目的と大きなメリットがあります。

　1つ目は，「**目標の内容が組織にとって意味のあることだと確認できる**」ということです。

　組織にとって価値のあることをやって初めて貢献になり，評価をされるわけですから，自分が考えた目標の内容が組織にとって重要なことかを確認することは，基本中の基本です。取り上げたテーマは，そのときの組織にとって重要なことか，掲げた目標の内容とレベル感は自分の職位に十分なのか，確認することです。

　人間，どうしても，勝手に好きなことをやりたい心理になるので，ここは強く意識をしておく必要があります。

　2つ目は，「**いいアドバイスをもらうことができる**」ということです。

　私も若いころは，「上司がいなければ，もっと仕事が楽しいのにな」くらいに思っていたのですが，あるとき，P&Gジャパンの新社長に就任した外国人が私たちの様子を見て言いました。

　「なんで皆，私を煙たがったり，怖がったりするんだ。上司は部下を成功させるのが仕事で，私は皆が成功するのを助けるためにいるんだから，私の経験をもっと使いなさい。皆が成功できるようなアドバイスをするから。」

　この発信を受けて，私を含めて，一緒に働いていた仲間皆が，社長との仕事の仕方を変えました。皆，積極的に社長に話しに行き，自分の仕事の質を磨くようになったのです。

　これこそ，上司と部下の理想的な関係です。この考え方は，看護界でもよく知られているリーダーシップ論研究者の Robert K. Greenleaf 氏の "Servant

Leadership"（奉仕者的リーダーシップ）というコンセプトで,「上司は部下に奉仕をするつもりで部下のために働くと,組織は優れた成果を上げる」という考え方です。上司のマネジメントスキルとして知られてはいますが,私たちの体験のとおり,このコンセプトを機能させるためのカギは,むしろ,部下が上司を自分たちの奉仕者のようにとらえられるかにかかっているのです。

　「上司は自分たちをコントロールするためにいる」という感覚をやめて,「上司は自分たちを助けてくれるためにいる」と,とらえ方を変えるだけで,非常に上司との関係もよくなり,もちろん成果が上がります。自分のとらえ方しだいです。

　この感覚になれれば,上司は助けてくれるわけですから,苦労して書いた目標シートだからこそ,上司に見せて,アドバイスをもらいたい,という積極的な気持ちになることができるでしょう。

　ただ,上司に頼る,上司に依存する,という状態になってはいけません。あくまでも,**自分が主体です。アドバイスをもらうことが効果的になるのは,自分の考えを明確にもっているからこそです。**自分の考えをもたずに上司のアドバイスをもらうのは,「上司に聞かないと,どうしたらいいかわからない」「指示がないと動けない」,そんな自立していない人材です。

　目標シートに関しても,「わからないから上司に聞こう」ではダメで,「質を高めたいので,上司にアドバイスをもらおう」という感覚です。微妙な違いですが,これは大きな違いです。

　とは言っても,皆さんの半分くらいは,「私の上司はそんないいアドバイスをくれないんだけど」と思っているに違いありません。でも,本当にそうでしょうか？

　上司の言うことを頭から,「違う,そうではない」と判断していないでしょうか？

　これは **Step 2** の **コツ 11** で触れた「**上から落ちてくることを理解する大切さ**」と同じことです。自分とは違う立場,違う経験と違う情報をもっている師長さん,部長さんが言うことには,最初は理解できないところがいろいろとあるはずです。理解できないことは無意識に否定してしまいがちですから,「否定してはいかん」と意識して,「一体,これはどういうことなのだろうか？」「どういうことを考えて,そう言っているのだろうか？」と,理解をすることに焦点を当てるといいでしょう。すると,自分にはなかった視点や考え方が見えてきて,師長さん,部長さんとの会話が自分にとって価値のあるものになります。

　組織の仕組みとして,師長さん,部長さんと話をする順番が自分に回ってくるなら,ぜひ,いい準備をして,前向きな気持ちでその場に臨んでください。もし,仕組みがなければ,自分から話をする時間をとってもらうようにお願いをするといいでしょう。積極的に動いてみることが大切で,こうすることが,大きな第1歩に必ずなります。

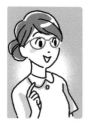

実は私も，できるだけ，師長さんと部長さんからコメントをもらいたくない
とこれまで思っていたのですが，自分自身の姿勢を変えて，「前向きな気持ち
で，いいアドバイスを自分のためにもらおう！」と決意して，目標シートを
見てもらいました。

さすがに師長さんは経験があるので，人によって違う解釈をしがちな点を指
摘した上で，より正確に私の意図を具体化するために，いいアドバイスをく
ださいました。

部長さんは，今まで，現場のことがよくわかっていないのではないか，と正
直思っていたのですが，自分自身が前向きな気持ちになって部長さんの話を
聞くと，部長さんが看護部全体のことを考えていることにも気づきました。

勉強になりました。確かにこれは自分しだいですね。

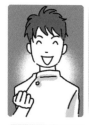

私は来週，師長さんにシートを見てもらうので，「なるほど」と言ってもらえ
るように，もう一度見直して完璧な状態にして，さらにアドバイスをもらい
たいと思います。

どんなアドバイスがもらえるのか。勉強になると思いますので，楽しみです。

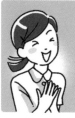

ダメ出しをされるんだと気が重かったのですが，本当にちょっと受け身だっ
たなと思います。

すべて，学ぶ機会ですね。前向きな気持ちで面談をしてもらおうと思います。

目標達成するための
仕事の仕方をする

Doing everything to achieve the objectives and goals.

　ここまでで，高い目標を決めて，新しいアイデアも取り入れた達成方法を考えました。目標シートは完成しましたが，書類ができただけでは何の意味もありませんから，書き出したことをどう実現するのか，これから先が本当の勝負です。

　目標を実現することはもちろん簡単なことではありません。本気で取り組み，本気で動く，「本気度」が何よりも重要ですが，うまくやっていくためのコツがありますから，それを紹介していきます。

何をしていくかを，その場で考えて進めている。

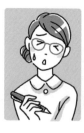

目標の達成のために動き始めたのですが，自分でも，思いついたことからやっている感じがして，うまく進む感じがしません。やるべきことを整理しないといけないですね。

ただ，どう整理すればいいのかがまだよくわかりません。まずはやらなければいけないことをリストに書き出してみます。

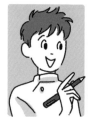

なかなかいい感じに目標と達成方法はまとめることができたと思います。成果を生み出せるように，様子を見ながらうまく進めていきたいです。まずは手のつけられるところから始めていきます。

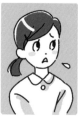

目標と達成方法を書いたのですが，具体的にはどう進めていけばいいのか，実はよくわかっていません。やり方があるのでしょうか。

　目標達成のために動き始めても，その進め方が効果的でなければ成果にはつながりません。

　目標シートを書いたことで，計画ができた気になってしまいますが，具体的に「何をどう進めていくのか」が計画としてない限り，思いついたこと，思いつけることをやるだけになってしまい，足りないことが出てきたり，やり直しが起こったりと，成果が生まれません。

　うまく進めていく方法を知っておくことが大切です。

どんなステップで進めるかを示す工程表をつくる。

「**プロジェクト**」という言葉があります。いろいろとややこしい定義があったりもするのですが，簡単に言えば，「特定の目標を，ある期間で，人と人が協力し合って成し遂げる取り組み」でしょう。ですから，書き出した目標を実現するということは，まさにプロジェクトだということです。

プロジェクトと言えば思い浮かぶのは，今やかなり古いですが（皆さんも子どものころにちょっと見たことがあるでしょう），NHKで放送されていた「プロジェクトX」です。この番組が扱うのは，名はないけれども歴史に残る偉業を成し遂げた人たちのストーリーです。

この番組で主人公として取り上げられる人たちは「すごいなあ」という感じですが，皆さんが目標シートで扱って実現しようとしていることも，この番組で取り上げられたことと何ら本質は変わりません。皆さんも，患者さんのために，病院のために，ともに働く皆のために，高い目標をセットしたのです。これから困難を乗り越えていかなければなりません。それでも何とか実現に向けて取り組んでいくのですから，主人公として取り上げられた人たちと全く一緒です。ぜひ，**自分が「プロジェクトX」をやる気持ちで取り組んでいただきたい**と思います。

では，プロジェクトを成功させるためには具体的にどうしたらいいのでしょうか？ それにはまず，**工程表**です。

工程表とは，**目標を達成するためにやらなければいけないことを**，どういう**順番でどう進めていくか**，横長に紙を使って，横軸に左から右に日付を入れて**計画全体の流れを示す**ものです。

病院によっては，目標管理のシートの一部に，年間のスケジュールを書く欄があります。それはそれで本当にラフなスケジュールを示しますが，この工程表では，やるべきことをもれなく認識しておいて，何をいつまでにやらなければいけないのかを書き出します。

たとえば，「スタッフが喜ぶ忘年会」をやろうと思うと，準備に必要なことは何かを書き出し，いつまでに何をやればその忘年会の期日に間に合うかを書き出す作業をすると思います。考え方は同じです。

ただ，目標には最終的な期日が決まっていないことが多いので，この工程表は，特定の期日から逆算するのではなく，今からやるべきことをリストアップして，それを組み合わせて最短で結果を出すスケジュールを決める，というイメージになり

ます。

　しかしながら，ここで扱うのは1年の目標ですから，もし，工程表を書いたときに，1年で目標が達成できるスケジュールにならなかったら，早く進める方法を検討しなければなりません。その場合は，「忘年会」と同じく逆算して考えることも必要なときがあります。

　なぜ，工程表をつくるといいのか。具体的には，このような効果があるからです。
　① 思いつきで何かに取り組むことがなくなり，そのときにやるべきことが何かがわかる。
　② 自分の年間の作業量の見込みが立つので，問題にならないよう前もって対応を考えておける。
　③ ほかの人の協力がいつ何に必要かがわかり，協力が得やすくなる。
　④ 進めていく中では，遅れが出ているかどうかがわかり，遅れが出そうになったら解決に取り組める。
　⑤ その結果，最短で最高の成果が出せる。

　つまり，工程表こそが，仕事の計画そのものです。工程表を書いていれば，確実にその仕事を進めていけます。書いていなければ，やるべきことを進めていけるとは思えませんので，工程表は絶対に**必要なもの**と考えてください。
　1つの目標が1つのプロジェクトですから，1つの目標に対して1つの工程表です。

工程表で重要なことは，この2つです。
　① ステップが論理的で，「これができたらこれ」という**流れが成り立っている**。
　② 必要な作業が**すべて書き出されている**。

　そのために，**工程表を書く手順**は，次のようになります。
　① 全体の流れをイメージする。
　② 流れの中で，具体的にやらなければいけないことを書き出す。
　③ 「何が終われば，次の何に進めるのか」「何と何は並行してできるのか」の関係性を明確にして流れをつくる。
　④ それぞれどれだけの日数が必要かを見積もって，スケジュール化する。

　最初はまず思いつけることを徹底的に出し，よくわからないことも見込みで書きます。これでスタートするには十分です。その先は，**進めていきながら，精度を上げていきます**。目標を達成するためのツールですから，一度書いたら終わりではなく，1年間，更新をしながら目標達成のプロジェクトを進めてください。

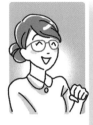

工程を書き出して，工程表に整理したら，今日から何に取り組んで，この先，どう進めるのかがイメージできるようになりました。まずは，1つの目標がこれで「プロジェクト化」できましたので，「プロジェクトX」のつもりでやっていきます。

「こうして，こうする」という手順を考えられたので，進め方が論理的になっていて，うまくいきそうです。

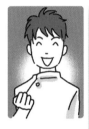

今まで，計画を立ててもうまく進められなかったのは，具体的な工程を書き出していなかったために，論理的な手順になっていなかったからですね。

目標1つに1枚ずつ書き出して，更新しながら使っていきます。

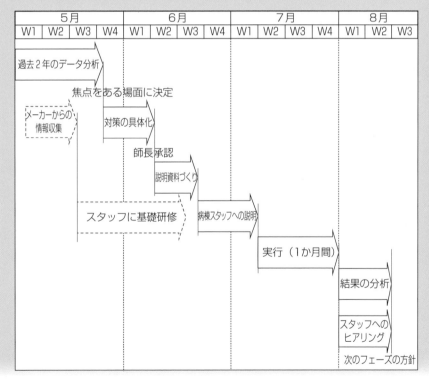

過去2年のデータ分析
焦点をある場面に決定
メーカーからの情報収集
対策の具体化
師長承認
説明資料づくり
スタッフに基礎研修
病棟スタッフへの説明
実行（1か月間）
結果の分析
スタッフへのヒアリング
次のフェーズの方針

	5月				6月				7月				8月		
	W1	W2	W3	W4	W1	W2	W3	W4	W1	W2	W3	W4	W1	W2	W3

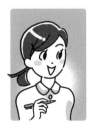

進め方がさっぱりイメージできていなかったのですが，これを書かなければ確かに進められませんね。

先輩や主任さんに聞いて，見込みを立ててみたいと思います。

結局，毎日忙しくて，目標シートの内容に取り組めない。

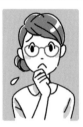

やはり毎日が忙しすぎるので，目標どころではない，と言うのが正直なところです。

毎日やらなければいけないことはたくさんあるし，やらないわけにはいかないのですが，こういうときはどうするのでしょうか？

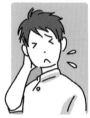

「やらなければいけない」とは思っているのですが，毎日の仕事が忙しくて，目標達成のためのことに取り組める時間がありません。

人が足りないのが問題ですよね。スタッフが減りましたから。

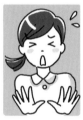

「明日からやろう」と毎日思っていて，次の日も，また次の日も，となってしまっています。

　Step 1の**コツ3**でも触れましたが，看護師の皆さんにとって，これが最大の問題に違いありません。

　目標を掲げて仕事をするという向上心のある看護師さんが，毎日自分の好きなことができるほど暇なわけはないと思います。

　ただ，「できない」では済みませんから，どうしたら「できる」ようになるのか，ここに，毎日やるべきことがあります。

毎朝，To-Do リストで 1 日をスケジュールする。

　目標を達成するどころか，近づきもしなかったということが，今までの経験できっとあると思います。では，それはどうしてだったのでしょうか？

　まずよくあるのが，「書いただけでファイルにしまっていました」というケースです。これはもちろん論外です。**達成しようという意識が毎日の仕事の中でなければ，それは達成できるはずはありません。**

　とても当たり前ですが，目標を達成するために**決定的に重要なことは，「目標を達成するためにやるべきことをやること」**です。達成しようと思ってやるべきことをやっていれば，少なくとも達成に近いところまでは必ず行きます。

　「英語で 80 点をとる」と目標を掲げたとき，毎日決めた方法の勉強をやっていれば，たとえ 80 点は行かなくても，今よりも劇的に点数は上がり，かなり近いところに行くはずです。

　達成できないのは，「やらない」からです。

　「いやいや，『やらない』ではなくて，『やれない』です」という声が聞こえてきます。そして，ほとんどは「毎日，忙しかったから」というのが理由です。これで終わってしまったら，成果を出すことはできません。

　仕事は忙しいものです。忙しいのは変えられないので，「**忙しくてやれない自分**」を，「**忙しくてもやる自分**」にしないといけません。どうしたらいいかというと，それは，「**優先順位をつけて仕事をする**」ということです。

　優先順位とは，「優先することを決めて，優先することからやっていく」という考え方ですが，ポイントは，「何を優先するのか」という点です。

　私たちは，つい，今すぐやらなければいけない緊急なことに振り回される傾向があって，無意識に緊急なことばかりを優先してしまいます。もちろん，緊急なことは，それが重要であれば，すぐに取り掛からないといけません。患者さんの命が危なければ，その命を救うことをすべてやるべきです。つまり，緊急で重要なことをやること自体は問題ないのですが，問題は，緊急なことだけを優先するので，「**緊急ではないけれども重要なこと**」がいつも後回しになってしまうということです。

　特に看護の仕事は，常に患者さんがいて対応しなければいけないことが次から次

に出てくることがとても多いという特徴があります。皆さんも実感していると思いますが，よっぽど意識をしていないと，「すぐ対応しなければならないこと」だけで毎日が終わってしまいます。

つまり，「緊急で重要なこと」は優先するのはもちろん，「緊急でなはないけれど重要なこと」も優先する。これができれば，目標達成のためのやるべきことを「忙しくてもやる自分」になることができます。

そして，これをやるためのコツは，**毎朝，「優先順位をつけた To-Do リスト（やることリスト）」を書き出すこと**です（紙に書いても，スマホに入力しても，好きな方法でいいでしょう）。

優先順位は，優先することを A，B，C の 3 段階のランクに分けて扱います。

優先順位 A は，今日，最も重要で，「何があっても今日，絶対にやらなければいけないこと」「ほかはできなくてもこれをやる，ということ」です。

B は，A の次に重要で，A を終わらせることを条件に取り組むということです。

C は，B ができるならやることです。

簡単にとらえて，A は「絶対に今日やる」で，C は「今日できなくても A と B をやったのだから仕方ない」という基準で考えるといいでしょう。

優れた成果を上げるには，優先順位 A が，緊急なことで毎日埋まってしまうのではなく，A に「緊急ではないけれども重要なこと」を入れ込むのがポイントです。つまり，目標達成のためにやるべきことを，A の中に毎日できるだけ入れ込み，後回しにすることを避けるということです。優先順位を書き出さないで仕事をすると，目標達成のためのことは緊急ではありませんから，知らないうちに C のような扱いになってしまい，毎日毎日，「今日もできなかった」ということの繰り返しになってしまうのです。

A・B・C の To-Do リストをつくったら，それに基づいて，1 日の時間の使い方，**1 日のスケジュールを決めます**。たとえば，午後 2 時から 2 時 30 分の 30 分間，「話し合いの準備をする」などと，目標達成のために具体的に動かなければいけないことを自分のスケジュールに書き込みます。打ち合わせの約束や会議の参加などをスケジュールに書き込み，その時間は約束どおりのことをするのと同じように，目標達成のために，考えなければいけないことを考える時間をとる，自分で動いてみることをやる時間をとる。これを必ず，自分との約束としてやっていきます。

一度始めれば，毎朝 5 分か，長くても 10 分で A・B・C の To-Do リストと 1 日のスケジュールは書けますから，これを毎日のルーティンにすれば，目標を達成する仕事ができるようになるでしょう。

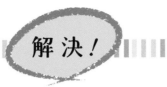

解決！

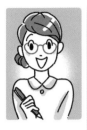

〔今日のTo-Do〕	
A	・患者さんのラウンドケア 　（特に○○さんの経過観察） ・○○さんと家族に予定説明 ・やりがいの問題整理（！）
B	・物品の整理
C	・PCの使い方確認

スケジュールに入れる →

〔スケジュール〕	
1：00	お昼
30	カンファレンス
2：00	やりがいの問題を整理！
30	ラウンドケア
3：00	
30	○○さんと家族に予定説明
	物品の整理＋PCの使い方
4：00	申し送り

「毎朝」というのが，「できるのか？」と思ったのですが，実は，あまり時間はかかりません。毎朝5分，今日の優先順位つきのTo-Doリストを書いて，1日を計画して，きっちり進めていこうと思います。

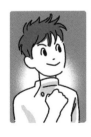

1日のスケジュールを書き出すということなど，今までやっていませんでした。毎朝書き換えるのがやりやすいので，スマホのメモでA・B・Cのリストを書き出して，スケジュールに書き込んで1日仕事をするパターンにしたいと思います。
「人が足りない」と文句を言う前に，自分でやることをやらないといけないですよね。

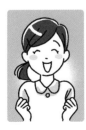

これからは，ちゃんとTo-Doを優先順位で書くことを毎日の習慣にします。できる看護師になる基本を身につけたいです！

それでもやはり，
今までどおりの業務になってしまう。

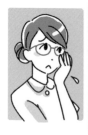

To-Do リストを書いて毎日を始めましたが，実際はそのとおりできていません。それがもう3か月続いています。
とにかく毎日忙しいので，それだけで疲れ切ってしまって，目標のことを考える時間もとれませんし，やる気も出てきません。
病棟全体，皆，忙しいですから，仕方がないですよね。

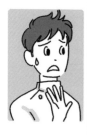

To-Do でやろうとしているのですが，どうしても突発的なことが入ってくるので，毎日，全くスケジュールどおりにいきません。
「やろう」とは思っているのですけれど，突発的なことも患者さんのためには責任をもって対応しなければいけない重要なことですから，仕方がないですよね。

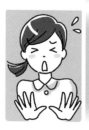

3か月，To-Do で仕事をしようと思ってきたのですが，それでもどうしても「明日からやろう」になってしまっていました。

　「重要なこととして，時間を使ってやっていこう」と思っても，実際はなかなかそのとおりにうまくできません。業務の量は簡単に減らせませんし，予定にないことが起こったりもします。今までやってきた業務を続けながらやらざるをえず，「仕方がないよね」「できないよね」という感じになってしまいます。

毎日，帰る前に「今日は目標に対してやるべきことをやったか」をチェックする。

　毎朝の To-Do リストと 1 日のスケジュールの作成，これと組み合わせとしてやるのが，家に帰る前に，「今日は本当に目標達成のためにやるべきことをやったのか？」と自分でチェックをすることです。

　予定どおりにできたのであれば，1 日の達成感をもって気分よく家に帰ってください。始めてみるとすぐに実感できると思いますが，実際は，「今日はできなかった」ということが頻繁に起こります。

　「今日はできなかった」と気づいたら，解決しなければいけませんから，なぜそうなってしまったか，「できなかった理由」を考えます。

　理由は大きく 2 つに分類できるでしょう。

　一つは，**自分が自分をコントロールできなかった**というケース，つまり，スケジュールまで決めていても，**やる気が出なくて，スケジュールどおりやらなかった**というケースです。「できなかった」と言うけれども，「やらなかった」ケースです。

　目標を達成するためにやることは，今までやっていなかったことをやるのですから，簡単ではありません。難しいことには，なかなか手をつける気になれないのが私たちの心理です。知らず知らずのうちに逃げてしまったのでしょう。もちろん，遊んでいたのではないでしょうから，ほかの仕事を一生懸命やっていたはずです。優先順位 B か C の項目です。

　タイムマネジメントは，時間をうまく使い，アウトプットを最大化しようというコンセプトですが，実は一番の要因は「やる気」です（当たり前ですね）。

　どうしたら自分が「やる気」を出せるのか？　何とか自分のやる気をコントロールするために，**自分に合った方法を見つける**ことです。

　たとえば，まわりに宣言して，自分を追い詰める方法もあるでしょうし，これをやったら自分にご褒美，とする方法もあります。前向きな気持ちになるために砂糖とミルクたっぷりのカフェオレを 1 杯ゆっくり飲むということもあるかもしれません。**Step 3** の Column 6 に出てきた「行動目標」の考え方をここに当てはめてきっちりやってみるという方法もあります。

　自分がやらないことを解決するのは自分です。

そして，もう一つは，**取り組む時間が確保できない**，つまり，**業務に問題がある**ケースです。これは確かに「できない」というケースですが，これを解決するのも自分しかいません。

よくあるのは，そもそも「日々の業務が多すぎて，1日ではやりきれないほどある」という状態です。この場合は，仕事の仕方を見直す必要があります。**自分の仕事をもっと効率的にして，時間を生み出せないのか**，チームとして効率的な仕事の仕方にして，一人一人の時間を生み出せないのか，立ち止まって検討しましょう。仕事の仕方を変えるのですから，もちろん簡単なことではないですが，真剣に見直すしか，この状況を解決する方法はありません。これを考えること自体に時間を確保して，改善できる具体的な方法をぜひ，見つけてください。

また，**突発的なことでいつも時間が埋まってしまう**というケースもよくあります。突発的なことは確かに起こるのですが，チェックしたいのは，それは本当に**突発的なのか**，ということです。突発的なことが「いつも」起こる，ということであれば，「いつも」起こることは突発的ではありませんので，「何かが入ってくる」ことを前提に計画を立てることです。

それはどんなことなのか，なぜなのか，パターンはあるのかを考えてみてください。特に，1日のうちの何時くらいに入ってくることが多いという傾向があれば，その時間は「何かが入ってくる」という前提で，1日の計画が立てられます。内容と，それが起こる理由を考えたら，**もっとコントロールできる方法**，もっと効率的に対処する方法も見つけられるはずです。

もちろん，本当に「突発的なこと」はあります。たとえば，大きな自然災害，事件や事故など，通常では予測のできない突発的なことですので，たとえ少なくてもそのある期間，場合によってはそれ以降ずっと，優先順位Aを全面的に見直す必要があることもあります。

たとえば，2020年以降はCOVID-19の影響で取り組むべきことが大きく変わったという体験をした人も多いでしょう。この場合は優先することが変わるわけですから，上司と相談して目標を書き換えてください。

振り返りをして，改善や解決のためのアクションをとっていけば，必ず**目標達成に向かって成果を出すことができます。**また，振り返りをする習慣をつけることは**自分の力を伸ばす**ためにも大変効果があります。

毎日5分です。家に帰る前の5分，必ず1日を振り返り，今日は重要なことを進めたのかをチェックし，そして，次の日によりうまく仕事をする方法を考える。そんな習慣をぜひ身につけてください。

解決！

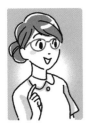

毎日5分の帰宅前の振り返り，この1か月やりました。

今までは，「やる気が出なかった」とか「忙しくてできなかった」と，毎日漠然と反省するだけで済ませていたのを，今日は何ができなかったのかを明確にして，「どうしたらやる気になれるだろう？　解決できるんだろう？」を考えるようになりました。

自分の仕事の仕方としては，効率の悪いところは工夫をして，かなりよくなりましたので，次は，病棟の皆で全体の効率をよくするように話し合いをしたいと思っています。話し合いは皆，嫌がるのですが，全体の仕事の仕方で効率の悪いところを皆で改善することを説明すれば，いいことだと思って積極的に参加してくれると思います。

これで私だけではなく，皆が目標に取り組めるようになると思います。

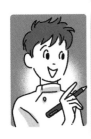

突発的なことで目標に取り組めないと思っていましたが，確かに，突発的なことはいつも起こっているわけですから，これを含めて予定を組まなければいけないと思いました。

患者さん対応の突発的なことは午後に起こることが多いので，午前中に目標の達成のためにやらなければいけないことをやる時間を確保しようと思います。

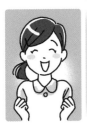

私は「難しいことから逃げて」いるのがわかりました。決意して進めていきます。

「頑張ります」って主任さんに宣言して，「有言実行」のプレッシャーを自分にかけてやっていきたいと思います。

1

2

3

4

5

6

協力し合うには,「説明」と「確認」!

　仕事のほとんどは,1人でできることではありません。ですから,目標を達成するためには,誰かと協力し合わなければいけないことが必ずあるのですが,協力し合って仕事を進めるのは簡単なことではありません。

　「なぜ,わかってくれない?」
　「なぜ,かみ合わない?」

　そして,思いどおりにうまくいかないと,「どうして?!」「何考えているの?!」と相手に対して不満をもってしまいます。こうなると,進めたいことが進まないだけではなく,人間関係の問題にもなってしまい,大変なことになります。

　なぜ,うまくいかないのでしょうか?　それは,私たちが気づかずにもっている前提にあります。

　「わかってくれるはずだ。」
　「わかっているはずだ。」
　こう思って,説明が足りない,確認が足りないからです。

　Step 4の**コツ27**でも触れましたが,私たちの文化は「皆,同じ常識をもっている(はずだ)」いう前提を一人一人が意識せずにもっていて,私たちは「あ」と言ったら「うん」,「ツー」と言えば「カー」というように,何も言わなくてもわかってくれる相手が「やりやすい相手」だ,これが理想の関係だ,と感じます。
　たとえば,「うまくやっといて」と言ってそれ以上説明しなくても,こちらの思いどおりの結果にしてくれる人を「やりやすい相手」だと思います。わかり合えるのは聞いている方が意図を「汲み取る」ことをうまくできるためです。
　これは,同じような経験や知識や認識,同じような価値観と判断基準をもった人々が集まる均一性の高い集団では成り立ちます。同級生の気の合う友人たちとは,そういった関係だと思います。
　私たちはそうした中で育ってきて,暮らしていますので,ついこの感覚で仕事をしてしまいますが,現代の職場は,それほど均一性の高い状態ではありません。
　簡単にはわかり合えません。簡単には汲み取ってもらえません。

男女も混ざっていますし，変化の激しい社会で，年代も3歳も違えば「全く違う世代」というほどの違いもあります。全員が同じ地域や学校の出身でもありません。さらに，看護はチーム医療のハブとして，多職種と一緒に患者さんに向かっています。つまり，大変，多様性の高い状態ですから，「あ」といって「うん」，「ツー」と言って「カー」とは，ほとんどの場合，ならないということなのです。

欧米は，社会の多様性が高いために，これをうまくやる方法を見つけています。それが，説明と確認をしっかりとすることです。一つ一つのことを，目的は何なのか，あなたの役割は何なのか，いつまでに何をやるのか，どう進めていくのか，など，説明して確認をします。私たちの感覚で言うと，くどいくらいの説明と確認をしますが，それをすることで，「常識」が違う相手と共通の認識ができ，わかり合え，協力し合うことができる状態にしています。

人との協力がうまくいかないのは，自分の説明と確認が十分ではないからです。しかし，自分では気づきにくいところです。意識的に，「もっと，しっかりと説明と確認をしなければ」「くどいくらいにしなければ」と思ってコミュニケーションをするといいと思います。

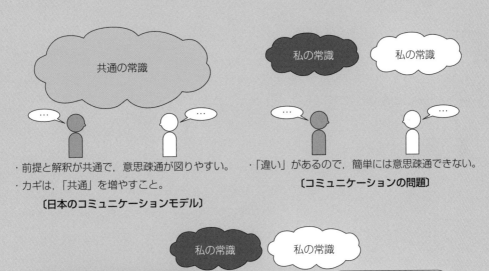

・前提と解釈が共通で，意思疎通が図りやすい。
・カギは，「共通」を増やすこと。
〔日本のコミュニケーションモデル〕

・「違い」があるので，簡単には意思疎通できない。
〔コミュニケーションの問題〕

・「説明と確認」をし合うことで意思疎通をする。
〔欧米のコミュニケーションモデル〕

達成できるかわからないまま，頑張り続けている。

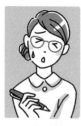

目標を達成したいという気持ちは強くもっていますから，頑張っています。思ったように進んでいないこともあるのですが，引き続き頑張ってやっていきたいと思います。
考え直さなければいけない気もしているのですが……。

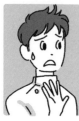

決めたことをしっかりやらなければいけないと思って，毎日，頑張っています。うまくいっていないこともあるのですが，やると決めたことですから，根性を出して頑張ります。
先週，師長さんに「進んでいる？」と聞かれましたので，自信をもって「頑張っています」と答えました。

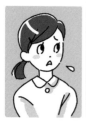

目標を達成できるよう，頑張っています。思ったようにうまくいかないことも多いのですが，うまくいかないのは自分が悪いのだと思いますから，頑張るしかないです。

　達成のための取り組みを始めると，「頑張るぞ」モードになって，つい頑張り続けてしまいます。頑張り続けて成果につながればいいのですが，頑張り続けることに意識が行ってしまい，いつの間にか「頑張り続けること」を一生懸命やってしまいます。こだわりたいのは，成果です。頑張るのは，成果を出すためです。

３か月ごとに「緑」「黄」「赤」で進捗をチェックする。

"PDCA" というプロセスが，日本の企業ではよく使われます。Plan ⇒ Do ⇒ Check ⇒ Act，これを１つのサイクルとして回して優れた成果を上げるという考え方です。

PDCA のポイントの一つは，「Do ＝やる」前に「Plan ＝計画」をしっかりしようということです。計画を立てるということは，目標を決めて，達成する方法を考えて，工程表をつくる，という今までにやってきたこの一連の作業を指しています。これはもう OK ですね。

もう一つのポイントは，Do の後には Check と Act をしようということです。つまり，今までやってきてどうなっているかを「Check ＝評価」をして，成果を上げるためにそこから必要なことに「Act ＝動く」をするパターンで仕事をしよう，という考え方です。計画の時点で何をするかは決まっていたのですが，Check をして必要なことをする，つまり，計画になかったことであっても，目標達成のために必要なことが見えてきたら Act をするということです。

そして，目標に対して成果を上げるために重要なのは，**Check と Act を１年間のうちに何度か繰り返す**ことです。走り続けるのではなく，適切な間隔で「**立ち止まろう**」ということです。

最初に考えた達成方法を実行していても，それが目標達成のために効果的ではないとすると，**なるべく早くに軌道修正**をしなければなりません。頑張り続けることは時間の無駄になってしまいます。

頻度は，１年の目標であれば，１年を３か月単位で４つの季節で割って，**３か月に１回は Check と Act をするために立ち止まる**といいのではないでしょうか。

病院によっては，３か月や６か月に一度の「進捗評価」がすでに組み込まれているところもあると思いますので，面倒くさいと思わず，ぜひ，真剣に「進捗評価」をしてください。とても重要なことです。

Check（または「進捗評価」）をうまくやるコツが１つあります。それは，その時点で「**よいのか，悪いのか**」「**順調なのか，順調ではないのか**」をはっきりさせることです。せっかく立ち止まっても，これがあいまいだと的確な Act ができま

せん。

　はっきりさせるために、「緑」「黄」「赤」の３色で状況を評価するといいでしょう。

　「緑」は「うまくいっている」。

　「黄」は「きわどい」。

　「赤」は「まずい」。

　それぞれの状況で、考えるべきことが全く違います。

　まずは問題の「赤」の場合です。この場合、何よりも大切なことは、「本当にまずい」と思い、あわてることです。うまくいっていないのですから、のん気にしている場合ではありません。大変なことです。

　危機感を強くもって、今までなぜうまくいっていなかったのかを冷静に分析して、必要なアクションをしっかりとります。うまくいかないのは、達成方法をうまく実行できていないか、達成方法自体が間違っているか不十分のケースです。

　実行するために障害があることがわかったなら、障害を取り除くことに Act をしなければなりません。達成方法自体の問題であれば、全面的に考え直す必要があるでしょう。「赤」を「緑」にもっていくことは絶対に簡単ではありませんので、エネルギーを注ぎ込まなければなりません。

　そして、順調な「緑」の場合。「ここまではよかった」と思ってもちろんいいでしょう、ただし、成果を上げる人の特徴は、よい状態でものん気にしないことです。

　本当にこのままうまくいくのか？　これから先に問題は起こらないのか？

　「慎重に」そして「疑いをもって」、それまでを振り返り、状況を把握して、やるべきことがないかを考えてください。

　また、そもそも、目標を高く設定し直した方がいいかもしれません。思ったよりもうまくいくということは、難しいことだと考えすぎていたのかもしれません。ここで、自分がさらに高いところを目指す決意をして目標の上方修正ができれば、とても優れた成果を上げることができます。

　そして、微妙な「黄」です。これは、「赤になるかもしれない」ではありません（それは「赤」です）。「目標達成に向けて進捗が遅れているけれども、達成の見込みが立っている状態」です。しかし、自分がうまくいくと信じているだけなので、逆に、最も安心してはいけない状態です。「赤」のときと同じく危機感をもたなければいけないでしょうし、「緑」と同じように「慎重に」「疑いをもって」自分の計画を考え直し、必要なアクションをとらなければいけません。

　こうして、「緑」「黄」「赤」と状況を評価すると、考えるべきことがはっきりします。今日の時点で皆さんの今年度の目標に対する色は何色ですか？

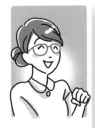

3か月，取り組んできました。

一番大事な目標項目の「患者さんが安心して退院できる」は「赤」です。

うまく進んでいません。

患者さんが「何に不安を感じているのか」「どうしてなのか」がまだよくわかっていないことがわかりました。

工程表に書いた手順を変更して，まずは，「不安」について患者さんから聞いてみることと，「不安」を聞いたことのあるスタッフの情報を集めて整理することをやります。これを整理してからまた何をするべきかを考え直します。

早く軌道修正できてよかったです。

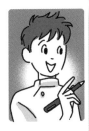

転倒・転落については「緑」です。

はじめの3か月で，重大な問題が起こっていたところへのアクションはとれたので，その後，重大な転倒・転落は起こっていませんし，起こらないようにする体制ができました。急いでやってきてよかったです。

でも，ここで安心してはダメなんですよね。

確かにまだリスクのあるところがあるはずですから，インシデントを分析して，リスクのあるところに必要なアクションをとるようにします。

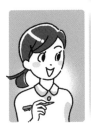

「清潔で快適」の目標，うまく進んでいなかったので，なんとなく気になっていました。進捗は「赤」です。

「まずい」と思って今日から取り組みます。3か月，のん気でした。

6

心理学者の Angela Lee Duckworth 氏（アンジェラ・リー・ダクワース）は，さまざまな領域で成功をする人の特徴を研究した結果，その特徴を「やり抜く力」（grit）だと結論づけています。

成功をするには，「一瞬やる気を出す」のでは十分ではなく，「やる気を持ち続ける」をできるかがカギだと言います。

何をするにも粘り強くやることが重要である，という大変納得しやすい結論です。本当にそのとおりです。

実際，目標を達成しようと動いてみると，いろいろなことが思いどおりにいきません。ぶつかる壁は必ずあるでしょうし，想定していた以上に難しいことも出てくるでしょう。反対勢力も出てきます。

目標を達成するため，大きな成果を上げるためには，そんなときにくじけないことです。くじけてしまったら，どんなに素晴らしい目標を描いて，画期的な達成方法を考えても，何の意味もありません。

では，「くじけない」ため，つまり，継続的に強い意志を持ち続けるにはどうしたらいいのでしょうか？

結局は，自分との戦いなのだと思いますが，参考になることがあります。それは，いろいろな領域の人が「なぜ，そんなに頑張れるのか？」という質問に答えたときの話です。

たとえば，ワークショップなどでお会いする，全国の看護部長さんや師長さんからはよく，「やるしかないんです」という言葉を聞きます。これは本当に素晴らしいと思います。「責任感」です。くじけそうになっても，責任感で頑張っているということです。

「看護師としての使命感でやっています」と言う人もいます。「患者さんのために」という最初に目標を立てたときの想いです。

あるスポーツ選手は，「負けず嫌いだからですね」と言っていました。やるからには認められたい，そんな気持ちも強い動機になります。

自分が成し遂げたいことがあるので頑張る，という話もよくあります。自分自身としてそれが明確であれば，もちろんそれは強い動機になるでしょう。

くじけないでやっていくために，その動機になることはいろいろとあります。

皆さんもこうして，この本をここまで読んでくれているということは，必ず，自

分の動機があります。ぜひ，自分で自分の動機を見つけてください。くじけそうに
なったときには，一度ちょっと窓の外の空を見てから，それを自分で思い出せば，
きっとくじけずに頑張ることができるでしょう。

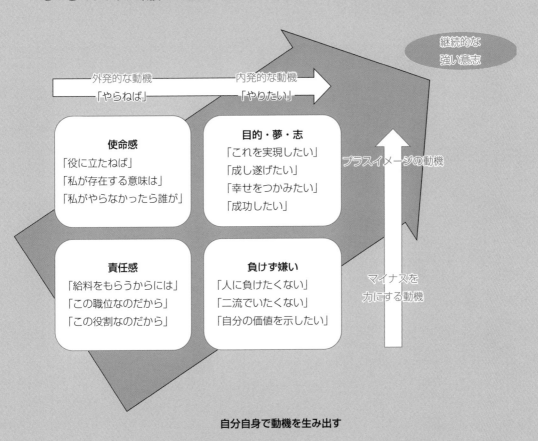

外発的な動機
「やらねば」

内発的な動機
「やりたい」

継続的な
強い意志

プラスイメージの動機

使命感
「役に立たねば」
「私が存在する意味は」
「私がやらなかったら誰が」

目的・夢・志
「これを実現したい」
「成し遂げたい」
「幸せをつかみたい」
「成功したい」

責任感
「給料をもらうからには」
「この職位なのだから」
「この役割なのだから」

負けず嫌い
「人に負けたくない」
「二流でいたくない」
「自分の価値を示したい」

マイナスを
力にする動機

自分自身で動機を生み出す

最終評価のときが，一番気が重い。

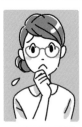

目標管理で私が一番嫌いなのは，最終の「評価」です。毎年，目標を達成できるとは限りませんし，今年度は特に，今までにないことに対応しなければいけなかったので，目標は達成できていませんから，「評価」は低くなってしまいます。

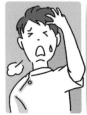

「評価」はどうしても前向きにできないので，毎年，「できるだけ簡単に済ませたい」という心理になってしまっています。
「悪い評価でもいいから，とにかく早く終わらせたい！」という感じです。

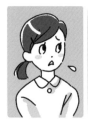

私も，目標には前向きにやってきたのですが，「評価」となるとやっぱり気が重いです。学校でも成績表，嫌いでしたから。

　「評価」という言葉はあまりイメージがよくないのではないでしょうか？　1年間，目標に向かって取り組んできた最後のところで，できれば避けて通りたいもの，という感じなのかもしれません。

　しかしながら，最後の「評価」は大切なプロセスですので，その意味と価値，自分にとっては何のためのものなのかを把握しておけば，ここでも今までよりも前向きな気持ちで取り組めるでしょう。

「次により優れた成果を上げる」ために 1 年を振り返る。

　目標を立てて取り組んできたサイクルの 1 年が終われば，結果がどうだったのかを立ち止まって客観的に見る必要があります。

　3 か月に一度，「緑」「黄」「赤」をつけてきたことと同じで，4 回目，1 年が終わったところで「緑」「黄」「赤」をはっきりさせることが，これから先を考えるために重要です。

　看護界では「評価」が重要だという意識がとても高いと感じています。「評価」に対しての意識が高いこと自体はとてもいいと思いますが，「評価」に悪いイメージが付きまとってしまっているのが残念です。

　皆さん，「評価」が学校の「成績」と似たもの，つまり，**「評価をする」＝「成績を決められる」**というイメージになってしまっていないでしょうか。特に，達成率で評価を決めることが多いということもあって，「評価 ⇒ 点数 ⇒ 成績」という図式になってしまっている傾向を感じます。これでは気が重いものになってしまうのは仕方がありません。

　「評価」にも，2 つの違う目的があります。

　一つは，**結果の価値を組織が人事の目的で使う**ということです。これで昇給や昇進を決めるという「評価」です。これが，多くの皆さんの頭の中にある「評価」のイメージでしょう。成績表と一緒で，成績がよければ嬉しいし，思ったほどの成績になっていなければがっかり，という話です。もちろん，組織にとっては大切なことではありますが，これは師長さんや部長さんに任せておくことです。

　では，私たちは何のために自分の 1 年を「評価」するのでしょうか？
　一人一人にとっても重要な「評価」の目的は何でしょうか？
　それは，「次によりよい成果を上げる」ことです。

　「評価」とは，それまでやってきたことはどうだったのか，これからどうしたらいいのか，を考えるための作業です。

　3 か月に一度やってきた「振り返り」と同じです。3 か月に一度やってきたことは，次の 3 か月のためであり，1 年を終えてやる「評価」は，次の 1 年のための「振

り返り」です。

「評価」は重要ですから，ぜひ，「成績をつけられる」ととらえずに，自分のため，「次によりよい成果を上げる」ため，ととらえ直してください。

「評価」と言うとどうしても「成績をつけられる」というイメージになるので，「振り返り」という言い方にするといいかもしれません。

では，「次によりよい成果を上げる」ための「振り返り」は，何をしたらいいのでしょうか？

1年の「振り返り」とは，

① **どのような成果を上げたのかを明確にすること。**

Step 2の**コツ7**で説明したとおり，自分の成果を確認するのは達成率ではありません。1年前と比べて，何がどうよくなったのか，それが自分の生み出した成果です。

目標を達成できなかったとしても，これだけよくなった，と言えるならば素晴らしい成果です。達成をしていても，よく考えると1年前とあまり変わっていない，ということであれば，残念な1年であったということです。

また，どれだけの違いを生み出せたかがはっきりすれば，自分がやってきたことが効果的だったのか，あまり効果的でなかったのかがわかり，次の計画を的確に立てることができます。

② **何を学んだのかを明らかにすること。**

何をどうするとうまくいくことがわかったのか。何をどうするとうまくいかないことがわかったのか。成果を上げるためには**何が難しい**とわかったのか，それを乗り越えるためには**何が重要**だとわかったのか。

この内容がすべて，次の目標と達成方法の計画の質を高めるために役に立ちます。結果にはいろいろなケースがありますが，それがどうであれ，「学び」が明確で「学び」を活かすことを次でできれば，次は必ずよりよい成果を生み出すことができます。

また，こうして「振り返る」ことは，自分の力をつけることでもあります。同じ経験を積んでも，「学び」を得ることができれば成長した自分になれますし，「学び」を得られていなければ次の年も進歩をしていない同じ自分になります。「学び」は明確な結論でなくては次に役に立ちませんから，「学び」を得るには，しっかりと時間をとって，文字に書き出す作業をすることです。

高い目標を立てて，達成に向けて仕事をする，優れた成果を出し，同時に自分の力を最大に伸ばす，そして次は，さらに優れた成果を出し，さらに力を伸ばす。要になるのは「学び」です。「学び」でこのサイクルを，ぜひ，ぜひ，確立していただければと思います。

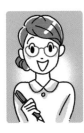

１年やって，成果が出ました。

今は，退院するすべての患者さんに，不安なく退院してもらっていると思います。不安の声がなくなりましたし，家族のアンケートでも「不安そうだった」という声がなくなりました。

学んだことは，この３点です。

　①患者さん一人一人，不安に思うことが違う，という前提を置く。

　②不安に思うことを，入院中に会話を重ねることで引き出す。

　③不安を解決するのは，適切な情報をわかりやすく提供すること。

これは，私自身，患者さんに喜ばれる看護師になるためのノウハウにするのはもちろん，病棟全体のノウハウにしたいと思います。

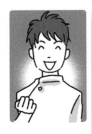

「評価」は本当に嫌いでしたが，これは「振り返り」で，自分のためだと思えるようになったので，前向きな気持ちでできました。

この１年で，どこがどうよくなって，どこがまだもう少しなのかが明確になりました。

次年度の目標を早く明確にして，また，レベルアップできるように取り組みたいと思います。楽しみになりました。

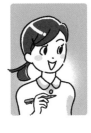

「学び」が大切なのがとてもよくわかりましたので，３か月ごとの振り返りで「学び」をとらえるようにして，「学び」を明確にする力をつけていきたいと思います。

おわりに

まさにこれがリーダーシップ！

　私はいつも，「リーダーシップをとることが何よりも大事」と皆さんにお伝えしています。そして「リーダーシップをとる人になりましょう」と言い続けています。

　でも，どうでしょうか？

　「リーダーシップをもっととろう」と言うと，ハードルが高い話になってしまいます。「私はリーダーシップをとるタイプじゃないから」と思っている人も多いのではないでしょうか。なぜなら，「リーダーシップ」と言うと，学校で言えば学級委員，生徒会長，スポーツならキャプテン，社会ならその組織のトップ，といったようにすごいポジションについている人が頑張ってやっていること，というイメージがあるからです。

　しかしながら，リーダーシップはそんなすごいポジションにつかなければならないということではありません。

　リーダーシップとは，問題を解決したり，よりよい状態を実現したりということを，一人一人がそれぞれの立場で動かしていくことです。誰かが何かを始めなければ，何も変わりません。トップがリーダーシップをとるだけでは十分ではありません。企業であれ，病院であれ，**自分の立場でリーダーシップをとってくれる人が組織の中でどれだけいるかが，その組織の将来を決めます。**

　「6ステップ」の目標管理に真剣に取り組むということ，**実はこれこそ，リーダーシップをとっているということです。**皆さんのリーダーシップでチーム，部署，病院の問題が解決して，皆さんのリーダーシップで患者さんにより質の高い看護が提供され，皆さんのリーダーシップで病院と地域の未来がつくられるのです。

　「リーダーシップをとって病院の未来を創っている自分」がそこにいることに誇りと自信をもって，「6ステップ」の目標管理に取り組んでいただければと思います。

続けていくと自然と力がつく

　「6ステップ」で紹介する「36のコツ」を自分のものにするのは，確かに簡単ではないと思います。「難しいなあ」というところはもちろんあるでしょう。ただ，そこで簡単にダメだと思わないで，考えてみることを繰り返す，当てはめてみることを繰り返す，これを続けると必ず力はついていきます。

　「こうやればいいのか」とピンと来る瞬間があるはずですから，それを大切にしてください。1年，2年と繰り返せば，自分の成長を実感できると思います。

力をつけていくには，自分の成長を自分で確認することが大変重要です。たとえば，100を目指しているところで，かなり頑張って20が30になったとき，

「まだ30なのか。100はいつまでたっても遠いな，ダメだな。」

と思うのではなく，

「20だったけど，なんと30になった。このまま100を目指して頑張ろう。」

そう思うことが大切です。

自分の気持ちを前向きにすると，自分の力をつけるサイクルがうまく回っていきます。

皆さんは今日から「6ステップ」の目標管理の実践者です。

皆さんの想いと頑張りが，必ず今まで以上の成果になります。楽しみにしてください。

そして，力も必ずついていきます。自分の成長も，ぜひ，楽しみにしてください。

謝辞

子どもが生まれたときに看護師さんには大変お世話になって，親である私たちも支えていただきました。本当にありがたく，看護界には心から感謝しています。必ず何らかの形で看護界に恩返しをしたいと思っていましたので，この本が皆さんの役に立てば嬉しい限りです。

私としては，今後も看護界の皆さんが力をつけて，力を発揮することをお手伝いさせていただき，看護界の一番の支援者，応援者になりたいと思っています。

日本臨床看護マネジメント学会の嶋森好子理事長，東京都看護協会会長でもある山元恵子理事には，こうして看護界に関わらせていただく機会を頂戴し，本当に感謝しています。高い目線の鋭い突っ込みが，若い皆さんのレベルアップにつながっていて素晴らしいと，いつも思っています。これからもご一緒させていただくことを楽しみにしています。

ワークショップで一緒に活動していただいている皆さん，力をメキメキとつけて活躍している様子を見て，本当にすごいと思っています。看護界には本当に素晴らしい人材がいると思います。皆さんのような人材を育てて，より素晴らしい看護界にしてください。

最後に，日本看護協会出版会の森本恵子さんに心から感謝申し上げます。「相手から見たときに，働きやすい相手，働きたい相手になること」は，人と連携するスキルとしてとても重要で，私自身も絶対に忘れないようにしていることですが，改めて「相手」の立場でこの重要さを実感しました。ありがとうございました。

2021年11月

高田　誠

看護の想いと頑張りを成果にする
シート集

- 設定目標から達成方法を考えるシート
- やりたい看護・看護の問題意識を目標化するシート
- 考えるべきことを整理できる「目標管理シート」
  ＊記入例：3人が整理した目標・達成方法
- 提出前チェックシート
  ＊本書で紹介した「コツ」一覧

● 設定目標から達成方法を考える (⇒ Step 2 のコツ 8)

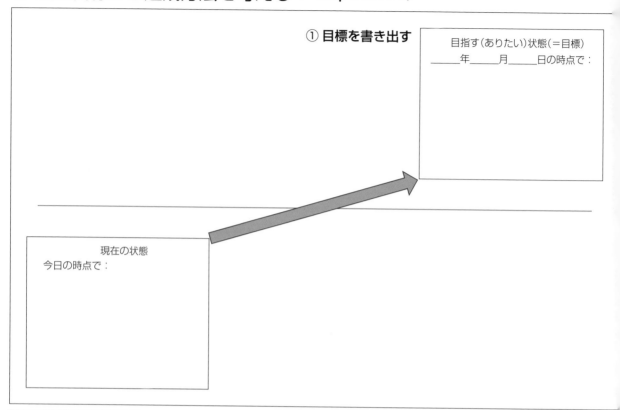

① 目標を書き出す

目指す（ありたい）状態（＝目標）
_____年_____月_____日の時点で：

現在の状態
今日の時点で：

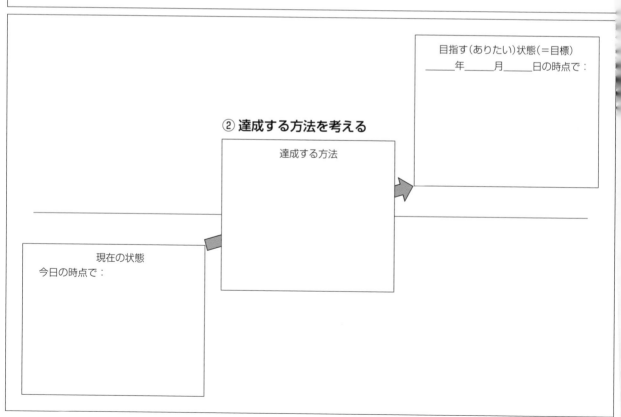

目指す（ありたい）状態（＝目標）
_____年_____月_____日の時点で：

② 達成する方法を考える

達成する方法

現在の状態
今日の時点で：

● やりたい看護を目標化する（⇒**Step 3**の Column 2）

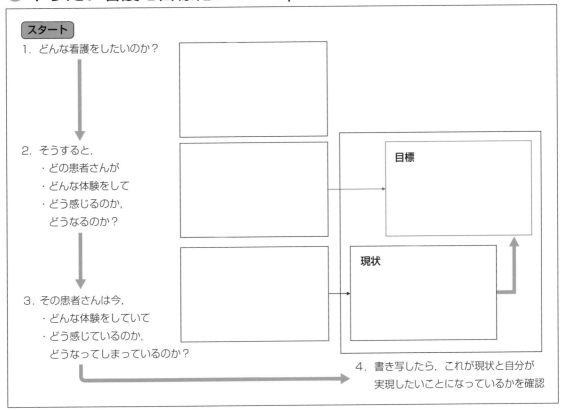

● 看護の問題意識を目標化する（⇒**Step 3**の Column 2）

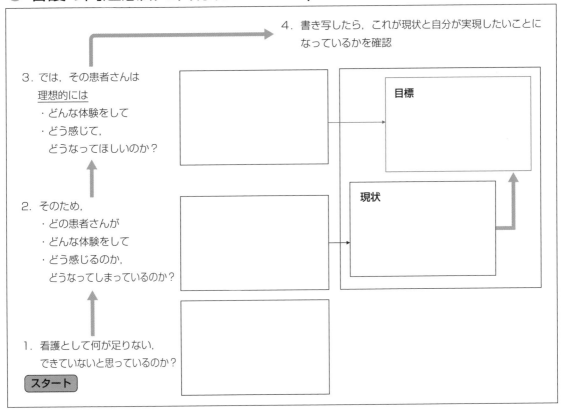

目標管理シート（例１）（⇒Step 5 のコツ 29）

（部署）　　　　　（名前）　　　　　（日付）

		現状	3年後の あるべき姿	今年度の目標			達成方法	達成方法の 達成基準
				目指す状態	達成基準			
今年度果たしたいこと	患者にとっての価値		⇨			1		
						2		
						3		
	財務の健全性		⇨			1		
						2		
						3		
将来のために	仕事の仕方と仕組み		⇨			1		
						2		
						3		
	人材と組織		⇨			1		
						2		
						3		

(記入例1)
(部署) 東3階病棟　(名前) 相川　成実　　　　　　　　　　　　　　　　　　　　　　　　　　　　　　　(日付) ○○年3月10日

		現状	3年後のあるべき姿	今年度の目標 目指す状態	今年度の目標 達成基準	達成方法	達成方法の達成基準
今年度果たしたいこと	患者にとっての価値	退院後の生活に不安をもったまま退院し、退院後の生活について困っている患者がいる。退院後の実態が把握できていない。	すべての患者が、退院時、退院後に「どうしたらいいのだろうか」という不安がなく、問題も体験しない状態。	すべての患者が「退院後の生活に不安のない」状態で退院。	追跡アンケートで「不安なことがあった」0%	1 その患者に接するすべての看護師が「不安を感じていないか」に気づいたら記録に残し、退院時まで働きを掛ける。 2 「退院後何かあったときのために」リーフレット作成、本人向けの情報を書き込んで、渡して説明。 3 退院前に、不安なことを書いてもらい、不安を解決する仕組みをつくって運用する。	100%実施 100%実施（5月から） 100%実施
	財務の健全性	病床稼働率が病院の平均を下回り、経営の足を引っ張っている。	病院全体の稼働率を高めることに貢献している状態（院内で一番効率のよい病棟）。	病院全体の稼働率を高めることに貢献している病棟。	83%（院内の平均を超えて、上位3の1）	1 過去1年間で、看護師の都合で「受け入れられなかった」「断った」ケースを分析し、患者を増やす。 2 病床稼働率の高い病棟で何が行われているかをヒアリングし、取り入れる。 3 稼働率を「見える化」し、2週間に1回、進捗を確認し、問題を解決する。	明確な効果（数値は分析後） ヒアリングしたことを実施 100%実施
将来のために	仕事の仕方と仕組み	統一すべき業務もスタッフがそれぞれ自分流のやり方でやってしまっている。	スタッフ全員が統一された業務を手順で行っている状態。	スタッフ全員が現在のマニュアルのある業務をマニュアルに従って行っている状態。	マニュアル遵守100%	1 スタッフ全員で統一された方法でやることの意味を理解し、マニュアルの確認（勉強会）。 2 マニュアルのファイルをすぐに見られる状態に配置。 3 週1回の確認と対処（やっていない場合は原因を解決）。	全員参加で実施 即実行 100%実施
	人材と組織	皆が作業に追われ、大変だと言って疲弊している。	スタッフ全員がやりがいを感じて、ここで働いていると思っている状態。	スタッフ全員が業務のやりがいを感じている状態。	面談で一人一人が（本人が「やりがいをもっている」と言う）。	1 ベッドサイドに行く時間を増やすために無駄な業務を効率化する。 2 師長・部長と看護のやりがいを語る場をつくり、一人一人が自分のやりがい、経験を語る場（ランチ会）。 3 退院時に「患者さんの想い」を伝えるカードを渡す仕組みと、「患者さんの声」をいただけるだけ仕組みを考える（患者さんの声は、業務改善のためにも役立てる）。	1日30分業務を効率化し、ベッドサイドの時間を増やす 話が盛り上がるランチ会、偶数月に実施 100%の退院する患者さんで実施

▲ 相川さんのコメントは p.183。

目標管理シート（例 2）(⇒Step 5 のコツ 29)

		現状	目標（＿年＿月末）目指す状態	達成基準	達成方法			達成方法の達成基準
今年度果たしたいこと	患者にとっての価値		→		1			
					2			
					3			
	財務の健全性		→		1			
					2			
					3			
将来のために	仕事の仕方と仕組み		→		1			
					2			
					3			
	人材と組織		→		1			
					2			
					3			

（記入例）2）
（部署）西2階　（名前）馬場　護　　　　　　　　　　　　　　　　　　　　　　　　　　　　　　　　　（日付）〇〇年3月15日

分類	現状	目標（〇×年 3月末）目指す状態	達成基準	達成方法	達成方法の達成基準
今年度結果を出したいこと　患者にとっての価値	入院中、「これからどうなるんだ」という不安をもつ患者がいる。	すべての患者が、入院中、常に自分の状態と見込みがわかり、安心している。	患者との会話により確認。	1 カンファレンスで、患者に伝えること、伝えたことを確認（記録して伝達）。 2 声掛け時、「伝えたこと」を再確認することをルーティン化する。 3 クリニカルパスが適用される場合は患者向けのわかりやすいシートを作成して渡す。	100%実施 100%実施 シート作成6月末、その後100%実施
	過去3年間で2〜3人の患者が濃厚な処置や治療が必要となり、さらには退院が遅延する転倒・転落を体験してしまっている。	すべての患者が、重大な転倒・転落・転落を体験しない。	レベル3b以上の転倒・転落ゼロ。	1 過去3年間のデータから合計90%の原因となっている2項目で、転倒・転落をゼロにする。＊麻酔患者：フォロー方法を麻酔科医・薬剤部と決定し、実行する。＊夜間の排泄：センサーの活用を徹底。 2 入院時、一人一人のリスク予測と環境の整備と、患者と家族への説明。 3 毎週1回の転倒・転落現状把握カンファレンス（ヒヤリ・ハットの共有とリスクを感じたことへの先取りアクション）。	実施率100% 実施率100% 初日での実施率100% リスクへのアクション100%
財務の健全性	記録が不十分なため、実際にやっていることに加算がとれていないことがある（20%のロス）。	業務の内容どおり、とるべき加算がすべてとれている状態。	記録が不十分なことでとれない加算がゼロ。	1 スタッフ全員で加算の条件とその考え方を理解（勉強会）。 2 記録の時間を業務時間の中に予定する。 3 週1回の確認と対処（わからない場合は教える）。	全員参加で実施 全員が反映 100%実施
将来のために　仕事の仕方と仕組み	「目標管理」が書類を出すだけで無頼になってしまっている。	スタッフがやりがいに取り組む「目標管理」が確立された状態。	ヒアリングで全員がプラス評価。	1 「目標管理」の本来の目的と、うまく書くコツの勉強会を実施し、「やってみよう」という気持ちになる。 2 1つの項目に絞って、やりがいを感じる目標を書いてみる。 3 書いたものを持ち寄り、「こんな病棟にしたい」という想いを語り、盛り上がる会の実施。	全員参加、勉強会後、プラスのコメント 全員実施 全員参加、プラスのコメント
人材と組織	3〜4年目のスタッフ7人（自分も含めた3人）が褥瘡の専門的理解が不足になっていて、指示を受けて褥瘡予防をしている状態。	スタッフ（自分も含む）3人が、褥瘡予防の正しい計画を立てて実行している状態。	WOCナースによる実施状況評価で合格をもらう。	1 褥瘡予防の勉強会をWOCナースに実施してもらい、基本を理解する（3回）。 2 「本人が思う褥瘡ケアのポイント」のサイクルで実践しながら力をつける（自分でつかんだことを明確にする）。 3 「自分が思う褥瘡ケアのポイント」の共有を3か月ごとに実施。	理解度テスト80点以上 実施率100% WOCナースから内容についてOKをもらう

▲ 馬場さんのコメントは p.183。

● 目標管理シート（例 3）(⇒Step 5 のコツ 29)

(部署)		(名前)		目標（__ 年__ 月末）			達成方法 (日付)	
		現状		目指す状態	達成基準			
患者にとっての価値	看護の質を高めること		⇨			1		
						2		
						3		
	確実に提供しておくること		⇨			1		
						2		
						3		
	人材と組織		⇨			1		
						2		
						3		

患者にとっての価値	現状	目標（○×年3月末） 目指す状態	達成基準	達成方法
看護の質を高めること	いい対応をしてもらっていないと感じている患者さんが（苦情）「あり」と言うことがほとんどない。（あり昨年5件）	すべての患者さんが「気遣ってもらっていい」と思う状態。	「ありがとう」と言っていただく回数、各患者さん1日1回。	1 「患者さんの状況から、ニーズを推測し先取りする（＝汲み取る）」を努力し、経験を積み上げる。 2 患者さんごとに気にされることがわかったら、メモをしておき、それに対しては先取りして動く。 3 自分の行動について「気遣っている感じがするか」先輩からフィードバックアドバイスをもらう。
確実に提供しておくべきこと	作業をこなすだけで、患者さんの「快適」を十分に考えていない状態。（私が患者でも快適とは思えないと思う状態）。	すべての患者さんが「快適」と感じる。	患者さんに聞いて確認（本音で言っていただけるようにする）。	1 体位を重点的に確認。患者さん一人一人の個別の特徴を記録して活かす。 2 プライバシーが守られていることを確認（マニュアルの徹底）。 3 5Sが徹底されている病棟を見て、何をしているかを学ぶ。
人材と組織	毎年、入ってくる新人が最初から忙しく、わからないことが多くて、看護業務をこなしてしまい、看護の前向きな気持ちを忘れてしまう（私もそうだった）。	新人が「看護は素晴らしい」と感じている状態。	新人との会話から判断。	1 業務で困らないように前もって十分な支援をする（無理なことをさせない）。 2 患者さんにとっての業務の意味と価値を解説してあげる。 3 「経験のある方から体験を共有してもらう会」で「やりがいのストーリー」を共有する。

この4領域で目標を考えたことで、私も病棟全体のことを考えることができた気がします。看護業務の質を高めるという意味でも、患者視点になれてよかったです。患者さんが退院後も不安なく生活できることを私たちはイメージして、入院中から患者さんを支援していきます。（相川）

「患者にとっての価値」の領域では、まず、「入院中に患者さんが安心していること」、そしてもう一つ、実際に起きてしまっている転倒・転落による骨折などは絶対になくさないといけませんから、この2つを目標にしました。「目標管理」もよくなっていです。（馬場）

2つ目の項目の、患者さんの「快適」を高めることは、数値で達成基準を決めるのは難しいのですが、患者さんの「快適」は看護にとって基本ですので、これは目標としたいと思います。患者さんから感想を聞くことで、私の取り組みが患者さんにとって意味があったかを確認します。（近田）

● 提出前チェックシート（⇒ **Step 3** の Column 4，**Step 4** の Column 7，**Step 5** のコツ 30）

	項目	チェック
「いい目標」の条件	**魂がこもっていて，自分がやる気になっている。**（最重要！） □ やりがいを感じられるものになっている。 □ 「これは私に任せて！」という気持ちになっている。	□
	重要なことを扱っている。 □ 抜け・もれなく，全体を見てから選んだ項目である。 □ 「患者にとっての価値」「財務の健全性」「仕事の仕方と仕組み」 　「人材と組織」の4領域で考えている。 □ 組織（上層部）の方針や目標と一致している。 □ 自分の問題意識や想いを反映させている。	□
	高いところを目指している。 □ 「できること」ではなく，「ありたい状態」が示されている。 □ 高い基準で考えている。	□
	目指す状態を具体的で明確に描いている。 □ 「やること」を目標にしていない。 □ 現状と何が違うかが明確である。 □ 進捗と成果がチェックできる，評価できる。	□
	シンプルでわかりやすい。 □ 違うことが混ざっていない。 □ 意味が不明確な言葉や表現を使っていない。	□
達成方法	**焦点を当てるべきところが明確である。** □ 「こうだから，こうする」という根拠がある。	□
	新しいアイデアが軸になっている。 □ 情報を徹底的に集めた。 □ 「なんでもあり」で考えた。	□
	これなら達成できると感じている。（最重要！） □ 「3本の柱」になっている。	□
仕上げ	**5回見直して，書き直した。** ＊ memo（見直したポイントなど）：	1回目 ／ 2回目 ／ 3回目 ／ 4回目 ／ 5回目 ／

●本書で紹介した［コツ］一覧

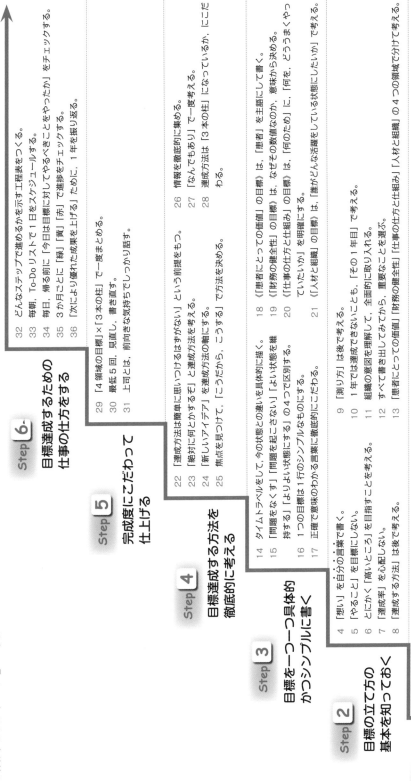

Step 1
まずは気持ちを
前向きにする

1 目標を立てているのは、「自分の頑張り」を「成果」にするためだと知っておく。
2 「目標を立てる」ときは、「これは私に任せて！」という感覚で。
3 「立ち止まる」という意識をもつ。

Step 2
目標の立て方の
基本を知っておく

4 「想い」を自分の言葉で書く。
5 「やること」を目標にしない。
6 とにかく「高いところ」を目指すことを考える。
7 「達成率」を心配しない。
8 「達成する方法」は後で考える。

9 「測り方」は後で考える。
10 1年では達成できないことも、「その1年目」で考える。
11 組織の意図を理解して、全面的に取り入れる。
12 すべて書き出してみてから、重要なことを選ぶ。
13 「患者にとっての価値」「財務の健全性」「仕事の仕方と仕組み」「人材と組織」の4つの領域で分けて考える。

Step 3
目標を—コ—コ具体的
かつシンプルに書く

14 タイムトラベルをして、今の状態との違いを具体的に描く。
15 「問題をなくす」「よりよい状態にする」「よい状態を維持する」の4つの状態で区別する。
16 1つの目標は1行のシンプルなものにする。
17 正確で意味のわかる言葉に徹底的にこだわる。

18 《患者にとっての価値》の目標は、「患者」を主語にして書く。
19 《財務の健全性》の目標は、なぜその数値なのか、意味から決める。
20 《仕事の仕方と仕組み》の目標は、「何のために、何を、どううまくやっていきたいか」を明確にする。
21 《人材と組織》の目標は、「誰がどんな活躍をしている状態にしたいか」で考える。

Step 4
目標達成する方法を
徹底的に考える

22 「達成方法は簡単に思いつくはずがない」という前提をもつ。
23 「絶対に何とかするぞ！」と達成方法を考える。
24 「新しいアイデア」を達成方法の軸にする。
25 焦点を見つけて、「こうだから、こうする」で方法を決める。

26 情報を徹底的に集める。
27 「なんでもあり」で一度考える。
28 達成方法は「3本の柱」になっているか、にこだわる。

Step 5
完成度にこだわって
仕上げる

29 「4領域の目標」×「3本の柱」で一度まとめる。
30 最低5回、見直し、書き直す。
31 上司とは、前向きな気持ちでしっかり話す。

Step 6
目標達成するための
仕事の仕方をする

32 どんなステップで進めるかを示す工程表をつくる。
33 毎朝、To-Doリストで1日をスケジュールする。
34 毎日、帰る前に「今日は目標に対してやるべきことをやったか」をチェックする。
35 3か月ごとに「緑」「黄」「赤」で進捗を上げる。
36 「次により優れた成果を上げる」ために、1年を振り返る。

索　　引

著者略歴

■高田　誠
たかだ　まこと

株式会社オーセンティックス代表取締役
マーケティング＆マネジメント・コンサルタント
マネジメントスキル・トレーナー

1964年，群馬県生まれ。1987年からP&Gでアリエール，ジョイなどの商品企画開発，マーケティングとブランディングなどに従事。2010年，広報部長職でP&Gを退職。
株式会社朝日サステイナビリティ・マネジメント代表を経て，2013年から現職。
企業へのコンサルティング業務を専門に活動するとともに，看護界，医療界の組織づくり，人材育成を支援。日本臨床看護マネジメント学会のマネジメントスキルワークショップ，都道府県看護協会のセミナー，各地での研修，病院個別の支援などを行っている。

専門領域でありライフワークとするのは，「一人一人が活躍することで実現される，社会に求められる事業と組織の確立，そしてその評判構築とブランディング」。企業だけではなく，医療経営の支援も始めている。サステイナブル・ビジネス・フォーラム発起人の一人。「奇をてらわない本物の力とノウハウにこだわる」が信条。

著書に『P&G式 伝える技術 徹底する力―コミュニケーションが170年の成長を支える』（朝日新聞出版，2011），『部下が喜び、組織に評価される 上司力強化マニュアル』（リーダーズノート，2021）など。
ご連絡は e-mail：contact-rep@authentics.co.jp まで。

スタッフナースのための　6ステップ目標管理
しっくす　　　　　もくひょうかんり
看護の想いと頑張りを成果にする方法
かんご　おも　　がんば　　　せいか　　　ほうほう

2021年11月25日　第1版第1刷発行　　　　　　　　　　　　　〈検印省略〉

著　者　高田　誠
　　　　たかだ　まこと

発　行　株式会社　日本看護協会出版会
　　　　〒150-0001　東京都渋谷区神宮前5-8-2　日本看護協会ビル4階
　　　　〈注文・問合せ／書店窓口〉TEL／0436-23-3271　FAX／0436-23-3272
　　　　〈編集〉TEL／03-5319-7171
　　　　https://www.jnapc.co.jp

イラスト　大野友湖

装　丁　安孫子正浩

印　刷　壮光舎印刷株式会社

©2021　Printed in Japan　ISBN978-4-8180-2383-3